一歩進んだ
口腔ケア

編集 足立了平
神戸常盤大学短期大学部教授

金芳堂

著者一覧 (五十音順)

足立　裕康	足立歯科医院　院長	
足立　了平	神戸常盤大学短期大学部口腔保健学科　教授	
上原　弘美	神戸常盤大学短期大学部口腔保健学科　准教授	
大西　徹郎	市立池田病院歯科・歯科口腔外科　主任部長	
岡田　成贄	行岡保健衛生学園・行岡整復専門学校　学科長	
梶　隆一	ひらの歯科口腔外科クリニック　院長	
木村　年秀	三豊総合病院企業団歯科保健センター　医長	
阪口　英夫	医療法人尚寿会大生病院歯科・口腔外科　部長	
内藤　克美	県西部浜松医療センター歯科口腔外科　科長	
村松　真澄	札幌市立大学看護学部看護学科　講師	

推薦のことば

　白くきれいな歯並びは見るからに健康的であり，古今東西戦士・兵士の選考や美人の条件の一つとされてきた．それは，きれいな歯が外見だけでなく，内面の健康状態も反映することを人は知っていたからである．しかし，歯が健康の一部として，あるいは健康の結果として目に映るだけでなく，健康な歯が全身の健康を支え，一方で歯の不良が全身諸臓器の不調をもたらすことが知られるようになったのは比較的近年のことである．

　言うまでもなく，口は命の源である食物の取り入れ口であり，それにつづく口腔は歯による粉砕，唾液との混和，消化，味覚，温度覚，嚥下，さらに呼吸や発声など複雑な複数の機能を，舌，歯，歯茎，粘膜，唾液腺，感覚器，運動器（筋肉）などを見事に協働させて行っている．これを統括する神経活動の精緻さ，複雑さは，ブロードマンの大脳皮質運動野における口腔領域からの投射野の広さを見れば明らかである．そして，食事による口腔活動が，脳の広い領域を活性化させ，統合や認知，学習や記憶の機能を高める効果を持つこともうなずける．

　以前は「歯の衛生」や「歯の治療」と言われた分野で，最近は「口腔保健」や「口腔ケア」という言葉を耳にするようになった．これは，従来歯を中心に理解し治療されていた機能やその異常が，口腔の複雑な協働作業の中で理解され，治療されるようになったからであろう．これは医療・福祉の一大ターゲットとなってきた高齢者を対象に考えるとき，特に大切と思われる．

　本書は，長年臨床の現場にあって豊富な経験を積んだ著者たちにより，最新の知識と技術を取り入れた「一歩進んだ」口腔ケアについて述べられている．さまざまな局面において具体的かつ迅速な対応を求められるとき，本書はきっと役立つはずである．一例として，編者がライフワークとする「大規模災害時の口腔保健」をテーマとした「災害と口腔ケア」の章をパラパラと見ていただきたい．実際の震災体験に基づいて書かれたこの章など医療関係者だけでなく，自治体や学校関係者にも読んでほしいという私の思いをご理解いただけるのではないだろうか．

　2010年8月

神戸常盤大学　学長　上田國寛

はじめに

　私は日ごろから「日本の医療費を目に見える形で下げることができるのは，禁煙と口腔ケアである」と言い続けてきた．臓器移植などの高度で先進的なハイテク医療とは逆に，口腔ケアはローテクである．禁煙や口腔ケアはその気になれば誰でもできる．しかも大掛かりな機器を必要としない．喫煙や口腔内細菌が全身に与える影響は計り知れないほど大きく，禁煙，口腔ケアが経済に与える影響も決して少なくないと考えられる．

　口腔ケアは日常生活に浸透した歯磨きの延長線上にあると考えられがちであるが，その本質は肺炎予防，歯周病治療のための医療行為である．このローテク口腔ケアが大きな効果を発揮することは多くの研究が証明している．最近では病院や施設で口腔ケアチームが活躍し，その重要性は認識されている．ただ，この流れが患者の退院とともに途切れることなく次の居場所へとつながっていく，チェーン型の連携が実施されなければ口腔ケアの効果は消失してしまう．何度も入退院を繰り返す誤嚥性肺炎の高齢リピーター患者が後を絶たない裏には，口腔ケアのチェーンにほころびが生じていると考えられる．しかも残念なことに口腔ケアの概念はあっても標準化には至っておらず，また疾患ごと，病期・病態ごとに個別化された口腔ケアまで考えられる医療者も少ないのが現状である．

　本書では，まず2～4章ですべてに共通した基本的な知識や手順をできるだけわかりやすく説明し，5章以下で個別化された口腔ケアを詳述している．後半部分にはチーム医療として看護師教育における口腔ケアの位置づけや地域連携パスについても網羅した．前書「よくわかる口腔ケアハンドブック」で好評を博した基礎資料編・口腔の仕組みに加え，今回は摂食嚥下の基礎，災害時の口腔ケアなども取り入れた．病院，施設などの医療や介護の現場で働く方々だけでなく，看護師や歯科衛生士，介護員などの教育の場での教科書としても使用に耐えうる内容に仕上がっている．あらゆる職種の方々にできるだけ多くの場面で活用していただければ幸いである．

最後に，忙中本書の執筆に快く応じていただいた執筆者の皆さんに感謝申し上げるとともに，編集のパートナーとして豊富な臨床経験を生かし明快な切り口で口腔ケアの実践部分を担当してくれた上原弘美准教授には格別の謝辞を申し述べる．また，日々の忙しさに流され遅々として進まぬわが筆を叱りもせず暖かく見守っていただいた金芳堂の一堂芳恵，村上裕子女史に心よりお礼を申し上げる．

2010年8月

足 立 了 平

目次

基礎知識

1章 口腔ケアとは ……………………………………………………足立　了平　2
 1. はじめに…2　 2. 口腔内微生物と全身との関係…2
 3. 口腔ケアの分類…3　 4. 口腔ケアの担い手…4
 5. 急性期・回復期・維持期…5　 6. 口腔ケアとは何か…6

2章 口腔の観察 …………………………………………………………梶　隆一　8
 1. 口腔の歯科的環境…8　 2. 口腔の見方…9
 3. 口臭…11　 4. 口腔粘膜の色調の見方…12
 5. 口腔の悪性腫瘍…17

3章 歯の観察 ……………………………………………………………足立　了平　19
 Ⅰ 歯冠修復治療　19
  1. 充填処置…19　 2. 歯冠補綴（クラウン，冠）…21
 Ⅱ 欠損治療　22
  1. 架工義歯（固定式：着脱不可）…22　 2. 可撤性義歯（着脱可能な入れ歯）…22
  3. インプラント…24

4章 口腔ケアの手順 …………………………………………………上原　弘美　25
 1. 口腔ケアの目的…25　 2. 口腔ケアの流れ…27
 3. 口腔ケアの方法…29　 4. 義歯について…35
  ☆歯ブラシについて…33
 5. セルフケアとプロフェッショナルケア…37

病期・病態別の口腔ケア

5章 主な疾患と口腔ケア ……………………………………………上原　弘美　42
 Ⅰ 脳卒中　42
  1. 脳卒中患者への口腔ケア…42
 Ⅱ がん（外来化学療法）　46
  1. 化学療法を受ける患者への口腔ケア…46

Ⅲ　糖尿病　49
　　1.　糖尿病患者への口腔ケア…49

6章　急性期病院の口腔ケア　………………………大西　徹郎, 内藤　克美　51
Ⅰ　周術期の口腔ケア　大西　徹郎　51
　　1.　急性期病院の現状…51
　　2.　口腔ケアのキーワード…52
　　3.　当院での口腔ケアのチームアプローチ…54
　　4.　周術期口腔ケアのシステム…55
　　5.　一歩進めた周術期口腔ケア…59
　　6.　「口腔ケア」と「口腔管理」のチームアプローチ…60
Ⅱ　ICUの口腔ケア　内藤　克美　62
　　1.　ICUについて…62
　　2.　ICU入室患者の特徴…63
　　3.　ICU入室患者の口腔内の特徴とケア上の注意…64
　　4.　ICUにおける口腔ケアの重要性…64
　　5.　ICUにおける口腔ケアの実際…64

7章　療養病床における口腔ケア　………………………………阪口　英夫　68
　　1.　慢性期医療を支える療養病床…68
　　2.　療養病床に入院する患者の特徴…69
　　3.　全体業務に口腔ケアをどう取り入れるか…71
　　4.　状態別口腔ケアの方法…75

8章　在宅における口腔ケア　………………………………………足立　裕康　83
　　1.　口腔ケア前後の評価…84
　　2.　介護者への指導（介助みがき）のポイント…85
　　3.　ケア時の体位に注意する…86
　　4.　粘膜（口蓋，頬部，舌，口唇）の清掃を行う…87
　　5.　食前の清掃を検討する…87
　　6.　口腔機能の維持，向上へむけたアプローチを行う…87
　　7.　必要に応じて薬剤を使用する…88
　　8.　口腔乾燥や流涎，味覚障害などに配慮した口腔ケア…89
　　9.　開口障害に対する対処…91
　　10.　みがく姿勢や歯ブラシの改良への工夫（本人がみがく場合）…92
　　11.　義歯の着脱と清掃…93

9章　介護予防と口腔ケア　　　　足立　裕康　96
1. 介護予防導入の経緯…96
2. 地域包括支援センター（地域包括ケアシステム）…97
3. 介護予防事業における口腔機能向上事業…100
4. 職種の連携の必要性…105
5. 介護保険と口腔ケア…106

チーム医療

10章　チーム医療としての口腔ケア　　　　足立　了平　108
1. はじめに…108
2. 病院におけるチーム医療の口腔ケア…109
3. 病院と地域が一体となったチーム医療…111

11章　地域連携クリティカルパス　　　　木村　年秀　115
1. 医療制度改革と保健医療計画…115
2. 医療連携体制の中での歯科の役割…116
3. 地域連携クリティカルパスとは…118
4. 香川シームレスケア研究会の活動…119
5. 在宅歯科医療と歯科在宅パス…122
6. 歯科在宅パスの運用…123
7. 歯科パスを使用した病院歯科とかかりつけ歯科医の連携事例…125
8. まとめ…126

12章　看護師から見た口腔ケア　　　　村松　真澄　128
1. 口腔アセスメントと口腔ケアプロトコル…128

13章　摂食嚥下障害の基礎知識と口腔ケア　　　　足立　了平　141
1. はじめに…141
2. 摂食・嚥下とは…141
3. 摂食・嚥下障害の原因…146
4. 嚥下障害を発見する（スクリーニング）…147
5. 訓練と対応（歯科的アプローチを含む）…150
6. 誤嚥性肺炎を予防する…152

14章　災害と口腔ケア……………………………………………足立　了平　155
　　1. 「災害時口腔ケア」へのきっかけ…155
　　2. 避けられた死：震災関連死…155
　　3. 避難所における肺炎の発生機序：誤嚥性肺炎の可能性…155
　　4. 災害時の誤嚥性肺炎予防戦略を考えた健康管理体制の構築…158

15章　口腔のしくみ………………………………………………岡田　成贄　161
　　1. 口腔…161
　　2. 口腔の機能…178
　　3. 歯と口腔諸組織の発育と老化…186

　索　引 ………………………………………………………………………… 189

コラム

　　義歯と唾液……18

　　脳卒中患者が再入院する原因は肺炎がトップ？……45

　　糖尿病と歯周病の深い関係……50

　　毎日歯磨きしていても，むし歯ができるのはなぜ？……70

　　下顎の総義歯はなぜ合わない？……95

　　エンゼルケア・エンゼルデンチャー……106

　　ST（言語聴覚士）さんからの一言……114

　　アメリカの看護師と口腔ケアの事例……132

　　節食・嚥下障害と嚥下障害……146

　　加齢と嚥下障害……147

　　ヒトと誤嚥……153

　　口腔ケアはなぜ肺炎を予防する？①……154

　　口腔ケアはなぜ肺炎を予防する？②……160

基礎知識

- ◆ 口腔ケアの第一歩は，口腔を観察することから始まる．
- ◆ 正常な口を多く見ていると異常が分かる．
- ◆ 基本的な口腔清掃の技術をマスターしよう．
- ◆ 義歯の管理は重要である．

1章 口腔ケアとは
～医療としての口腔ケア～

1. はじめに

　「口腔ケア」ときいてまったくイメージが浮かばない医療関係者はいない．今や「口腔ケア」が市民権を得て，歯科医療関係者だけでなく広く医師をはじめコメディカルおよび介護スタッフなど医療，福祉関係者にまで認知されてきたことは喜ばしい限りである．しかし，各方面で実際に実施されている口腔ケアは標準化されたものではなく，それぞれの立場の担い手によって全く異なった方法で提供されているのが現状である．

　口腔ケアという言葉を分解すると「口腔」＋「ケア」であるため，あくまでケアの一環として捉える向きは多いと思われる．口腔ケアを歯磨きと同列に考えるなら，確かに生活援助の延長線上にあり，ケアの域を出ない．しかし，口腔内細菌の影響による種々の全身疾患の増悪が徐々に明らかにされ，口腔の衛生状態が歯や歯周組織だけでなく全身疾患とも密接な関係があることが確かなエビデンスをもって語られるようになってきた．

　代表的なものとして，誤嚥性肺炎がある．1999年米山らは，全国11ヵ所の特別養護老人ホームで専門的口腔ケアを行った人と行わなかった人に分け，2年間にわたり追跡調査を行った．その結果，専門的口腔ケアを行った人は，行わなかった人に比べ，肺炎にかかった人数，肺炎による死亡者数，発熱者数が統計学的に明らかに低かったという論文「Oral Care and Pneumonia」をLancetに発表した[1]．以来，わが国では高齢者の誤嚥性肺炎予防のための口腔ケアという概念が急速に浸透していくことになる．

　このように，口腔ケアは単なる生活習慣として普段行っている歯磨きと同じものではなく，明らかに病気のリスク回避のための医療的行為であることを頭に入れておかなければならない．

2. 口腔内微生物と全身との関係

　口腔内には約300～700種類の微生物が存在しているといわれている．これらの細菌は口腔内常在菌叢を形成し，がっちりとスクラムを組み，外からの細菌などの侵入に対する抑止力となっている．しかし，一方でこれらの微生物はう蝕（むし歯）歯周病の原因菌と

なり，前述のように高齢者の誤嚥性肺炎を引き起こす原因にもなる．これらの菌種はブラッシングや食事などによって常に変動しているが，その詳細は明らかになっていない．

　口腔内微生物が影響をおよぼす代表的な全身疾患として感染性心内膜炎がある．口腔内が不潔になり歯面にプラーク（歯垢）が堆積し歯肉炎を発症するが，このような状況下で抜歯や歯石除去あるいはブラッシングを行うと，傷ついた血管から口腔内微生物が侵入し一時的な菌血症を引き起こすといわれている．この侵入した微生物が心内膜や人工弁に付着，繁殖し，感染性心内膜炎を発症するといわれており，本疾患で死亡した患者の心内膜を培養すると原因菌の約4割が口腔細菌であったという報告もある．

　誤嚥性肺炎や感染性心内膜炎以外にも口腔内微生物が関与するといわれている全身的な疾患として，①動脈硬化，②虚血性心疾患，③糖尿病，④妊産婦の早産・低体重児出産，⑤バージャー病などが挙げられる．

3. 口腔ケアの分類

　「口腔ケア」がわが国で広く認知されてきたにもかかわらず，口腔ケアの定義や提供方法などは標準化されたものがないのが現状である．現在比較的認知度の高い語句として，「器質的口腔ケア・機能的口腔ケア」や「専門的口腔ケア」が挙げられる．「器質的口腔ケア」はいわゆる狭義の口腔ケアと考えられており，主に口腔内および義歯などのメディカルデバイスの清掃を中心としたケアである．「機能的口腔ケア」はこの清掃に加え摂食・嚥下機能の回復を図るリハビリテーションや歯科治療をも付加して，よりキュア（cure）[*1]に近い概念になっている．一方，「専門的口腔ケア」は口腔の清掃において専門性の高い清掃方法の提供を指していう．歯科衛生士が行う専門的（機械的）歯面清掃，歯石除去などがこれにあたると考えられる．

　最近「オーラルマネジメント」なる新しい概念が提唱されている[2]．誤嚥性肺炎予防のための歯科的なアプローチとして，食べられる口づくりやケアを行いやすい環境整備が必要となることはいうまでもない．動揺の著しい歯は固定もしくは抜歯をしなければ清掃は困難である（図1）．大きく穴のあいたう蝕歯を何本も放置していたり，細菌の塊である大きな歯石を除去せずに歯ブラシを繰り返しても大した清掃効果を期待することはできない．このような歯の固定や抜去，う蝕歯の仮封，歯石除去などは明らかに治療行為であり，「ケア」という概念では捉えきれない．さらに咀嚼・嚥下のための義歯装着や口蓋に舌接

[*1] キュア（cure）：キュアとは，おおむね手術，薬物，放射線などの医学的治療を指す．看護や介護などに代表されるケア（care）と区別される．

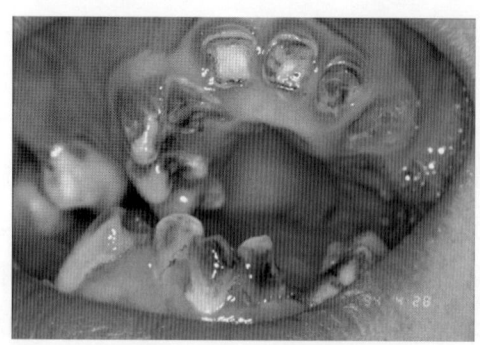
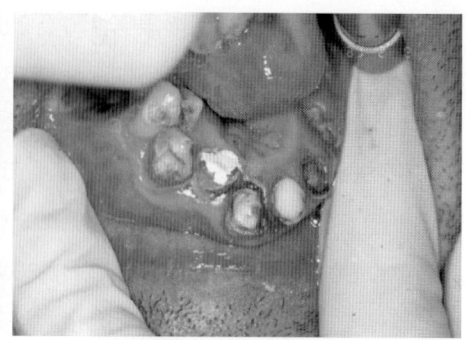

図1　症例：歯の削合と，う蝕部分のセメント仮封で磨きやすくする

触形態を付与するなどということまで「口腔ケア」に含まれるのであれば，ケアの範疇から大きくかけ離れていく．嚥下機能の回復やリハビリテーションまで含むという「機能的口腔ケア」は，実はケアとはいえないのかもしれない．つまり，「ケア」よりも広い概念である「マネジメント」の視点が重要であるとの観点から，口腔機能訓練および口腔ケアの必要度，難易度，緊急性などの判断，他職種との連携構築・調整などを含めてこのような管理を「オーラルマネジメント」として捉えるようになってきた[3]．

4. 口腔ケアの担い手

　わが国の病院（20床以上）総数は9,000弱であるが，そのうち歯科あるいは歯科口腔外科が併設されている病院数は1,200程度であり全体の13％にすぎない．しかも病院歯科（歯科口腔外科）に勤務する歯科医師は平均1.2人，歯科衛生士も2人程度である．したがって，歯科医療関係者がすべての入院患者に口腔ケアを行うことは不可能である．おのずと病院内では看護師にその役目をゆだねることになる．歯科医師，歯科衛生士の役割を考えると，口腔ケアの担い手である看護師への知識，技術の指導は歯科衛生士の重要な役割となる．

　口腔ケアをオーラルマネジメントから考えると，口腔ケア＝器質的口腔ケア（狭義の口腔ケア）ということになる．清掃や簡単な訓練としての口腔ケアは看護師が担い，専門的口腔ケアとして歯科衛生士が関わる．加えて歯科衛生士は看護師や介護スタッフに技術的なアドバイスを行うことになる．歯科医師は口腔ケアの必要度や重症度，リスク判定を行い，口腔ケアの指示を出す側になるためマネジャーとしての役割を持つことになる．

5. 急性期・回復期・維持期

　疾病の発症により人は病院を受診する，あるいは病院に搬送される．そこでは重症患者に対して集中的に高度な治療が開始される．まさしく命を救う医療が展開されるのである．多くのテレビドラマやドキュメント映像が一見華やかに見える医師やスタッフたちの挙動を映し出す場面である．急性期病院の役割は救命を中心とした「病気を診る」医療である．

　短い入院を経て患者は回復期の病院へと転送される．ここでは障害を持った患者に対して回復，改善，代償の医療が提供される．患者と医療者は退院後の生活を考えつつ障害と向き合うことになる．回復期の役割は「障害と向き合う」医療である．

　対して，維持期つまり在宅での関わりは医療だけでなく福祉とのコラボレーションで対応することになる．障害を抱えながらどのような生活ができるのか，残った機能を使ってどのように生活するのか，介護力との兼ね合いを測りつつサービスを提供するといった「生活をみる」視点での関わりが在宅医療では必要となってくる．

　「病気を診る」急性期医療は外科医や内科医だけで完結するものではない．眼科，皮膚科，耳鼻咽喉科，歯科などいわゆるマイノリティ科の充実度によって医療の質は決まるといっても過言ではない．さらに看護師やリハスタッフなどコワーカー（coworker）の質の高い関わりがあって初めて高度な急性期医療は成り立つのである．もちろん回復期・維持期（在宅）においても同様であり，さらに多くの職種が手厚く関わっていくことによって良質なQOLが得られる．特に口腔ケアは医科と歯科が教育制度から法律に至るまで全く別物として存在するというわが国の過去の歴史から，看護師や医師からは遠い存在であった．このため口腔の疾患やケアが全身の臓器から切り離され，別の学問や医療分野として長い間捉えられてきた．

　しかし，バージニア・ヘンダーソンはその著書「看護の基本となるもの」の中で，「患者の意識の状態やベッド上で取らねばならない体位がどうであれ，患者や無力者の口腔と歯を清潔にする方法を知っていなければならない．歯牙および歯肉は病気中，健康時よりもいっそう手入れを必要とする．」と述べ，口腔ケアについて「口腔の状態は看護の質をもっともよく表すもの」と評した．

　このような患者の流れにしたがって，ケアも途切れることなく続いていくことが重要であるという認識が常識となってきている．

6. 口腔ケアとは何か

　阪口によると口腔ケアの語源は，アメリカの"Oral care"を日本語訳したものであり，その原点となっている書物は"Oral care of the aging and dying patient"（高齢者ならびに終末期患者の口腔ケア）であるという．当時，アメリカでは「高齢者あるいは終末期入院患者の口腔が抱えている様々な問題・不健康な状態は，たいていは不十分・不適切な処置・治療が施されているか，あるいは全く無視されている」状態であったとされる．この「（障害を持った）高齢者，終末期患者」の「口腔が抱える問題」に対するケアをoral careと定義していたようである．つまり，口腔ケアはthanatology（死生観）から派生した概念だと考えられる[4]．

　口腔ケアの根本は，高齢者，終末期患者などケアが自立していない障害を持った人間に対するQOLの維持改善であるといえる．このような病的な障害者の抱える問題を緩和させるような対策プランはいわゆる「ケア」だけでは難しい．鎮痛処置や投薬など医療の範疇にある処置や治療が必要なのである．

　わが国では平成6年にアメリカよりもたらされた老人介護ケアプラン策定ツール（MDS：Minimum Data Set）の導入により，口腔の問題に関するアセスメントやその対応策として口腔ケアという言葉が定着した[4]．oral careの直訳「口腔ケア」は「口腔清掃」を意味する言葉として介護保険の創設とともに介護の現場から普及していったという経緯があり，看護師を中心とした医療関係者の間で一般化したと考えられる．

　法的には看護師が行う口腔のケアは，保健師助産師看護師法第5条にある「傷病者に対する療養上の世話」にあたる行為と考えられる．これは医師や歯科医師の指示を必要とせず，医療行為ではない．歯科衛生師法には療養上の世話に該当するものがなく，歯科衛生士が行う口腔ケアは「診療の補助」に位置づけられる，そのため歯科医師の指示により歯石の除去や機械的な歯面清掃なども可能となる．言語聴覚士法42条には診療の補助として嚥下訓練があり，間接訓練としての口腔ケアは可能である．一方，介護現場では資格がなくても誰でもできる歯磨きレベルの生活援助も口腔ケアとして施行されている．以上のことから，「口腔ケア」とは個別の具体的な行為を指すものではなく，これら様々なレベルの行為をまとめた呼称と考えられる．

　高次脳機能や上肢機能の低下などによって口腔のセルフケアができない，さらに口腔機能の低下によって自浄作用が低下して口腔内の汚れが助長される．口腔内細菌が増加し，やがて誤嚥性肺炎に至るという構図から考えると口腔の抱える問題は全身の機能低下と切り離して考えることはできない．これを口腔ケアという名のもとに，歯磨きレベルの日常

の生活援助（ケア）として捉えるか，誤嚥性肺炎の対策として歯科処置やリハビリまでも包括した医療行為（キュア）の一部として捉えるかは尽きない議論である．本書では，これらすべてを含んだ総称として「口腔ケア」という言葉を使用している．したがって，様々なレベルの口腔ケアが存在するという前提で話を進める．しかし，銘記しておいてほしいことは「**障害を持った方に対して，口腔ケアを確実にしかも全身状態を考慮しながら安全に行うことは難しく技術と知識を要すること，そして肺炎の予防を目的とした口腔ケアはケアの範疇にとどまらず医療行為を必要とすること**」である．

参考文献

1) Yoneyama T, et al: Oral care and pneumonia. Oral Care Working Group. Lancet 1999;354: 515.
2) 岸本裕允：口腔ケアからオーラルマネジメントへ－医科歯科連携の重要性－．日本医事新報，2009: 4459; 54.
3) 寺岡加代：口腔ケアからオーラルマネジメントへ．入院患者に対するオーラルマネジメント，（財）8020推進財団，p.6-7，2008.
4) 阪口英夫：口腔ケアの歴史．解説　口腔ケアと摂食・嚥下リハビリテーション—基本から実践まで，口腔保健協会，p.3，2009.

2章 口腔の観察

1. 口腔の歯科的環境

　口腔ケアで重要なことのひとつに，対象者の年齢や口腔の状態を十分に把握することがある．その上で，その人に適切な方法や器具を選ぶ．

1 6歳前後から15歳前後の子供

　乳歯や永久歯が混在しており歯並びは不揃いとなっている．また歯の高さも萌出途中であれば不揃いである．このような時期には咬合面のブラッシングも1本1本ていねいに行わなければすぐにう蝕（むし歯）になってしまう．う蝕は若年者では咬合面に多く，年を重ねるごとに歯頚部（歯と歯茎の境目）に多くなっている．

2 高齢者

　歯肉が退縮し，知覚過敏などがみられる．そのような場所を無理にブラッシングしても，痛みが強くケアを拒否されるかもしれない．実際にケアを拒否する患者がおり，よく話を聞くと口を触られると痛みや出血があったというエピソードもある．
　さらに唾液腺の萎縮などから口腔も乾燥する．口腔乾燥により舌に亀裂が生じ，舌表面の乳頭は萎縮あるいは扁平化し，赤くなる場合もある．いわゆる平滑な舌となる．このようなケースでは口腔ケアの方法は違ったものになる．

3 円滑な口腔ケアのために

　その他に，歯科治療がすでに施されていても，その具合が悪くなっている場合も多くある．そういう面にも注意を払い口の中をよく見ることが重要である．
　口腔ケアを円滑に進めるためには，
　　　①対象者の口腔の状態を十分に観察する．
　　　②障害があればそれを取り除く．
　　　③場合によっては早急に専門医に依頼する．
などが考えられる．

2. 口腔の見方

1 明るさの工夫

口の中を見るには明るい光の元で見ることが重要だが，歯科医院のような設備がどこにでもあるわけではなく，それなりの工夫が必要である．

　　①対象者の口を明るい方に向ける．
　　②懐中電灯，電気スタンド，カンテラなどを利用する．
　　③歯科医が使用するデンタルミラーがあればなお見やすい．
　　④義歯をしている患者ははずしてから見る．

2 におい

口を開けてもらったらまず，においをかぐ．

　　チェックポイント
　　①口臭があるかないか．
　　②どんなにおいか．

3 観　察

1）大きく開口させたら舌が見える．

　　チェックポイント
　　①舌の色は正常か．
　　②舌に何かできてはいないか．
　　③乾燥はないか（唾液はでているか）．

2）そして下の歯を見る．

　　チェックポイント
　　①歯に大きな穴があいていないか．

3）さらに舌を挙上させると下の歯と舌との間を見ることができる．ここを口底という．

　　チェックポイント
　　①腫れがないか．
　　②潰瘍はないか．

4）下の歯の歯肉を見る．

　　チェックポイント
　　①出血がないか．

②腫れがないか．

③歯と歯肉の境目が腫れていないか．

④歯肉が退縮していないか．

5) 対象者の頭をそらし，見る側が少しかがんで低くなれば，上顎の状態を見ることができる．

> **チェックポイント**
> ①上の歯の状態を見る（う蝕の有無など）．
> ②口蓋の状態を見る（出血，潰瘍の有無など）．

6) 対象者の口を閉口させ，唇をめくると上下の歯肉がよく見える．
7) さらに頬を引っ張るようにめくると上下の奥の方の歯肉がよく見える．
8) 上下の歯の唇側，頬側もよく見える．

> **口腔の疾患のチェックポイント**
> ①口臭
> ②痛み
> ③腫脹
> ④出血
> ⑤潰瘍
> ⑥乾燥
> ⑦違和感
> ⑧味覚異常
> ⑨舌などの運動麻痺

9) 口を開け閉めさせてみる．

> **チェックポイント**
> ①関節が音をたてないか

10) 食物残渣がある場所もよく見ておくとよい．

> **よく残っている場所**
> ①上下大臼歯部の頬側
> ②下前歯部の舌側
> ③左右差もチェック

3. 口臭

口臭とは，人が呼吸した際に吐き出される息を他人が不快なにおいとして感じたものをいう．口臭にも様々な種類がある．

1) **本当の意味での口臭**
    ①口腔内の細菌，特に歯周病の原因とされる菌によって，血液や膿のタンパク質が分解されるにおい．
    ②細菌が産生する硫化物を含む様々な悪臭物質が発生する不快なにおい．

2) **潰瘍・細菌によるもの**
    ①がんの潰瘍などがある場合，グラム陰性菌などの働きによる悪臭．
    ②壊死した組織からの腐敗臭．
    ③舌表面の白い苔（舌苔）は様々な細菌や白血球よりできており，これらの細菌が分解されたにおい．

3) **唾液の減少によるもの**
    唾液の分泌量の減少も舌苔の増加につながり，口臭が強くなる．
    ①老化，②高熱，③薬の副作用などが原因である．

4) **疾患によるもの**
    これらは口腔に起因する口臭ではない．
    ①糖尿病，尿毒症で特有な口臭を発生．
    ②呼吸器疾患や肝臓疾患でも発生．

5) **食べ物などによるもの**
    これらも口臭となって現れる．
    ①喫煙
    ②ニンニク

6) **経口摂取できないとき**
    ①唾液の分泌が低下すること
    ②舌運動が行われない
    これらが原因で歯垢や舌苔が付着しやすくなり，口臭も発生しやすくなる．この場合，十分な口腔ケアが必要である．

7) **その他：起床時，空腹時，緊張時，生理中でも口臭がある．**

4. 口腔粘膜の色調の見方

　口腔の粘膜は本来ピンク色，鮮紅色，淡紅色などと表現されるが，何らかの異常をきたした場合，その色が永続的に変化してしまうことがある．
　口の中を見る場合は色の変化にも注意する．

◼ 白色を基調とした病変

1）白板症（図1）

　口腔粘膜は薄い粘膜であり，厚い角化層は保有していない．ここに角化が起こると白色病変となり，この色調の変化に伴って潰瘍形成や隆起などが見られる．男性に多く，部位は歯肉，頬粘膜，舌に多く見られる．

　稀に悪性転化する場合があり，前癌病変として分類されている．特に高齢者では悪性転化しやすく，舌にできた白板症も悪性転化しやすいといわれている．

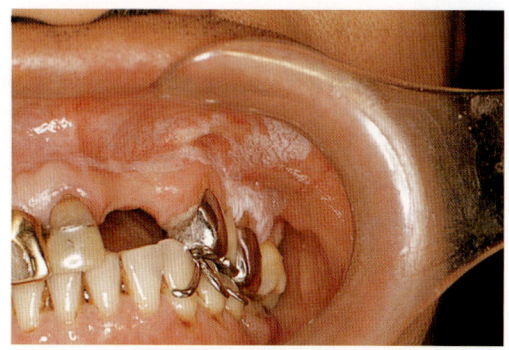

図1　白板症

2）乳頭腫（図2，3）

　乳頭状に隆起発育したもので，多くは慢性の刺激によってできると考えられている．年齢が高くなるにつれて発生頻度は上昇し，好発部位は舌，歯肉，口唇，頬粘膜など．有茎性または広基性で，表面は乳頭状または疣状を呈す．ごく稀に悪性転化する．

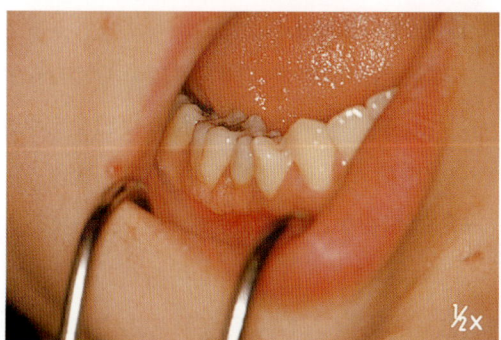

図2　乳頭腫

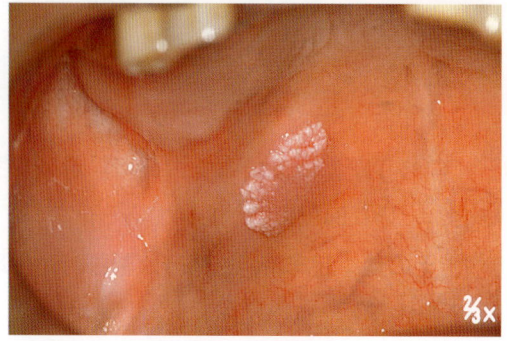

図3　乳頭腫

3）カンジダ症（図4）

腫瘍ではないが，カンジダ・アルビカンス（Candida albicans）による感染症である．抗生物質やステロイド剤の長期投与による菌交代現象で発症する場合が多いが，抵抗力の減弱，たとえば糖尿病や後天性免疫不全症候群などのような全身疾患を有していると日和見感染症として発症する．

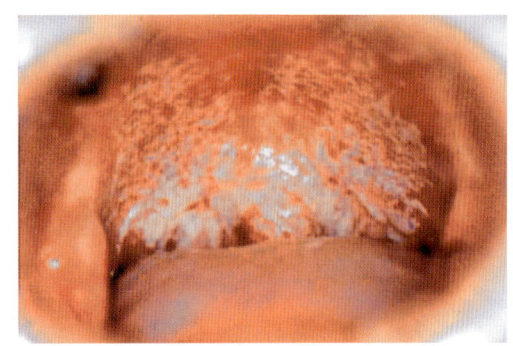

図4　カンジダ症

また局所の不潔，すなわち義歯床下の不潔，虫歯，粘膜の不潔や潰瘍などが発生誘因となると考えられている．

口腔粘膜や口角に白色の被苔が付着する．白色の偽膜はぬぐい取ることができるが，その下は紅色で出血しやすく痛みを伴うことが多いようだ．白板症との違いはここにある．

特に高齢者では義歯の床下面によく発生する．糖尿病のような病気を有していると頻度は高くなる．義歯床下のぬるぬるした汚れは細菌の塊のようなものであり，そういう場所にも十分なケアが必要である．

2 赤色を基調とする病変

口腔の粘膜は本来，赤い色をしている．しかし炎症が起こるとその赤みが増し，痛みを伴う．また正常粘膜色をしていても隆起性の病変が存在する場合がある．このような場合，無痛性のことが多く，気づかれずに放置される場合もある．

1）歯周膿瘍，歯槽膿瘍

急性期では痛みが強いものだが，膿瘍を形成すると痛みは軽減する．歯周病から生じる膿瘍を歯周膿瘍，歯の根尖病巣から生じる膿瘍を歯槽膿瘍という．急性期では鮮紅色のような発赤，慢性期では暗赤色の発赤を呈す．ともに歯科医の処置が必要であり，早い対応が望まれる．

2）線維腫（図5）

線維芽細胞の増殖による良性の腫

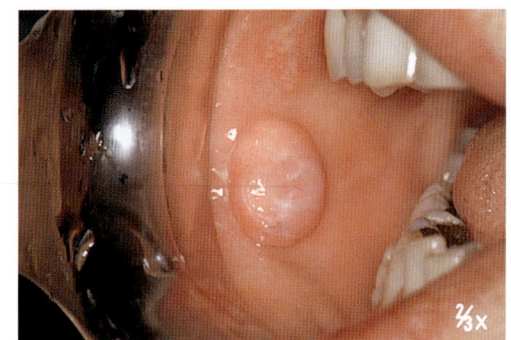

図5　線維腫

瘍だが，慢性的な刺激に対する反応性の過形成と考えられている．歯肉，頰部，口蓋，舌，口唇などに多く見られ，発育緩慢で無痛性である．状態をみて外科的に切除が必要な場合が多い．

3）義歯性線維腫

不適合な義歯のクラスプ，義歯床などの慢性的な刺激により，歯肉が増殖して発症する．潰瘍形成や乳頭状を呈し，がんと間違われることもある．義歯を調整し消退を待つ場合もあるが，大きければ切除をする場合が多い．

4）歯肉増殖（図6）

歯の辺縁歯肉から歯を覆い尽くすかのように歯肉が増殖することがある．これは，主に薬剤の副作用に起因する．抗てんかん薬によるもの（ダイランチン歯肉増殖症）や降圧剤によるものなどがある．口腔清掃で改善しない場合には，歯肉切除や歯肉形成を行う．

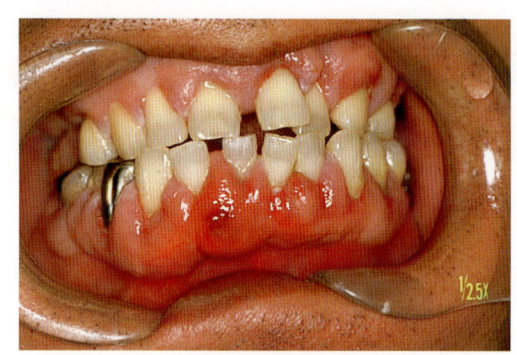

図6　歯肉増殖

5）エプーリス（図7）

歯肉部に生じる限局した腫瘤の総称で，炎症性または反応性に増殖した歯肉を指す．一見腫瘍に見えるが炎症性である．不適合な補綴物や歯周病などから起こるとされている．好発部位は歯間乳頭部で特に上顎前歯部に多く見られる．表面は平滑だが，不整形（肉芽状）を示す場合もある．色は正常歯肉色であるが，不整形の場合は暗赤色を呈し，出血しやすくなる場合もある．腫瘤が大きくなると近接する歯を傾斜させたり，歯が動揺したりする場合がある．処置としては，腫瘍を切除する．

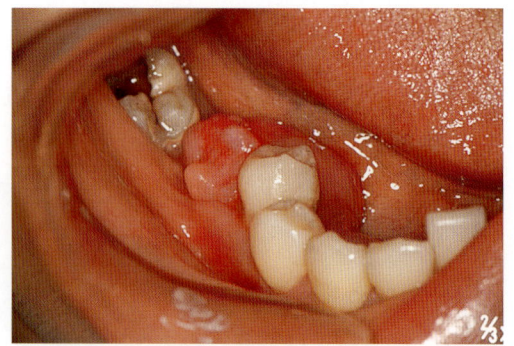

図7　エプーリス

6）骨隆起（図8）

正常な粘膜に覆われた骨の瘤と考えられる．学問的には骨腫と呼ばれ，成熟した骨組織からできた良性の腫瘍である．硬さは骨様硬で，骨隆起とは骨腫の類似疾患

として区別される．口蓋にできたものを口蓋隆起，下顎にできたものを下顎隆起と呼ぶ．他上顎の大臼歯部にもよく見られる．

義歯の装着に支障をきたせば切除するが，障害がなければ放置しておいても差し支えない．

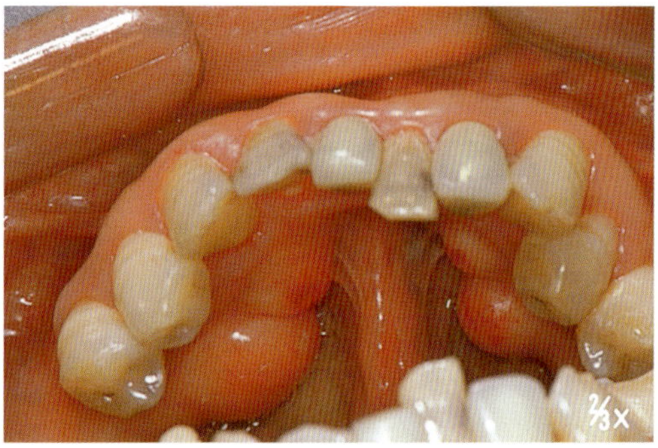

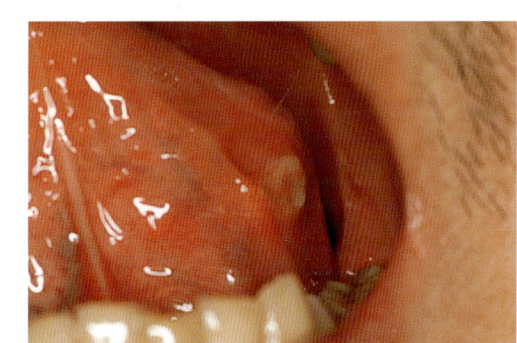

図8　骨隆起

7) 口内炎（図9）

粘膜に発生する炎症性病変をいう．類円形の偽膜を持つ小潰瘍であり，潰瘍の周囲に炎症性の発赤を伴っているものをアフタと呼ぶ．一般にアフタ性口内炎といわれている．明らかな原因は不明だが，細菌，食物，消化器疾患，アレルギーなどがあげられる．アフタは舌，口唇，歯肉，頰粘膜などに好発し，単発性あるいは多発性に発生する．

一般的に多い粘膜の炎症による発赤は，このほか義歯による褥創性の潰瘍がある．刺激による口内炎は原因の除去が重要となる．

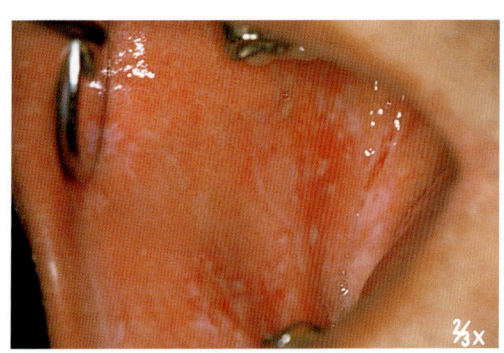

図9　口内炎

8) 扁平苔癬（図10）

慢性の炎症性の角化症で，頰粘膜を中心として口腔の粘膜のどこにでも発生する．強い赤みのなかに白色の小さい丘疹が密集して網目状，レース状の模様を呈し，びらんを伴う場合もある．程度の差はあるが刺激痛を訴えることが特徴である．

原因は不明で，治療法も確立されていない．症状が重い場合には副腎皮質ホルモンの全身投与が有効だが，注意が必要である．ステロイドの軟膏の使用が妥当だと考えられる．最近は金属アレルギーとの関連性が注目されている．

図10　扁平苔癬

3 黒を基調とした病変

1) 黒毛舌（図11）

舌の舌背にある糸状乳頭は，生理的に新陳代謝が起こり古い乳頭は落屑し新しい乳頭と交換される．しかし，何らかの原因で落屑せず，異常に長くなって黒く見えることがある．主に抗生剤による菌交代現象が原因といわれている．

2) 悪性黒色腫（図12）

悪性腫瘍のなかでも，がんの女王と形容されるほど悪性度が高い．由来はメラノサイトで，一般には皮膚，粘膜などに発生する．口腔内では上顎歯肉，硬口蓋に半数以上が発生し，舌顎歯肉，口唇などにも生じる．

口腔粘膜では病変が進行した状態でないと発見されにくい．発見された場合にはすでに転移していることが多く，死亡までの期間も早いといわれている．

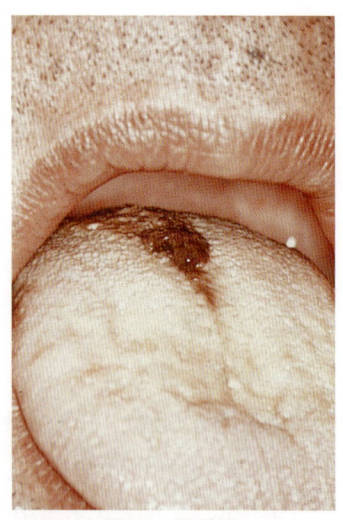

図11　黒毛舌

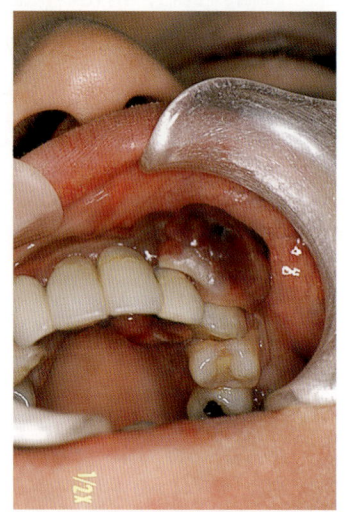

図12　悪性黒色腫

5. 口腔の悪性腫瘍（図13）

口腔粘膜は扁平上皮で覆われているため，口腔の悪性腫瘍の病理組織学的には扁平上皮がんがほとんどを占める．

1 扁平上皮がん

好発する部位は舌が最も多く，ついで歯肉となる．多くは潰瘍を伴っており，形は不定形，易出血性で周囲との境界は不明瞭で硬結があり，周囲に深く浸潤しているなど多様な症状を呈する．このほか肉芽型，膨隆型，乳頭腫型，白斑型などがある（図13）．

不適合な補綴物，歯の鋭端部などは発癌の誘因になるといわれている．

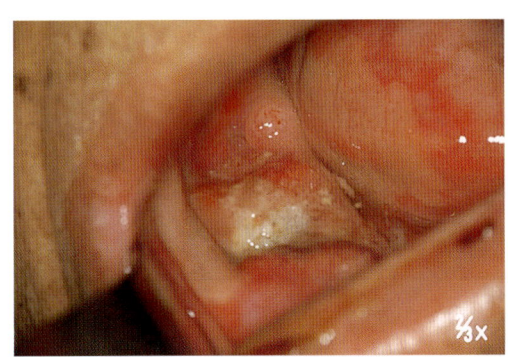

A　肉芽型

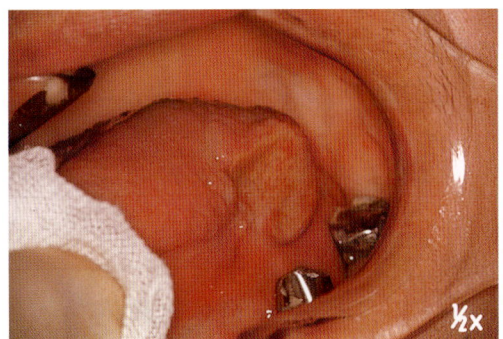

B　膨隆型

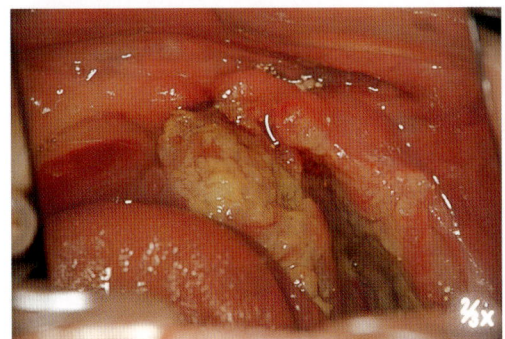

C　乳頭腫型

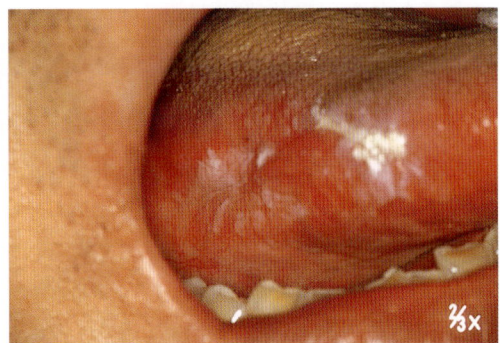

D　白斑型

図13　扁平上皮がん

2 非上皮系悪性腫瘍（肉腫）

口腔より原発することは非常に少ないといわれている．線維肉腫は青年，中年に多く好発部位は上顎臼歯部で，軟部組織では舌，口唇にみられる．比較的急速に大きな潰瘍を形成したり，顎骨が膨隆したりするなどの症状を呈す．

これらの病変の中には前癌病変として注意を要するものがあり，白板症，乳頭腫などが悪性転化の可能性がある．

なお，図1〜13の写真はすべて元大阪歯科大学助教授虫本浩三先生の提供によるものである．

参考文献

1) 清水正嗣：口腔粘膜と顎にみられる病変の臨床診断，118-135，1982．
2) 宮崎正，他：口腔外科学，第2版，医歯薬出版，2000．
3) 高橋庄二郎：標準口腔外科学，第2版，医学書院，1994．

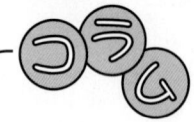

義歯と唾液

　義歯が落ちやすくなったので修理してほしいと，要介護高齢者の家族から訪問診療を依頼されたある歯科医師．早速訪問して上下の総義歯をチェックしたが，適合はそう悪くない．ただ口腔内の乾燥が著しく，舌や口蓋がカピカピに乾いている．普通，上顎の義歯は粘膜との接触面積が大きいため，くっつきはいいが，この患者の場合すぐに落ちてくる．これは唾液が少ないために義歯のくっつきが悪くなっているのだ．実は総義歯の場合，部分義歯のような金属でできた引っ掛け（クラスプ）をかける歯がないため，義歯と粘膜がすきまなくピタッと密着することで落ちないようになっている．そしてそのためには，義歯と粘膜との間に唾液を介在させて真空状態にすることが必要である．つまり，濡れた下敷きを2枚重ねるとなかなかはがれないのと同じ原理である．

　この患者の場合，昼間一人で過ごすため会話も少なく口を使う機会が少ないことから唾液腺の廃用をきたしていること，またトイレに行く回数を減らすために水を飲まなかったことから脱水があることもわかった．ほかにも，連れ合いを亡くし外出や会話が減ったことから口腔乾燥が進行するということもある．局所的な対応だけでなく，ヘルパーとの接触時間を増やす，デイサービスなどの利用を勧めるなどのアプローチが必要になることもある．

　「義歯が落ちる」という訴えの裏側には，このような唾液分泌の減少や脱水などの全身状態のみならず，社会性の喪失というような側面まで考えなければならない．　　　（足立了平）

3章 歯の観察

　口腔は他の器官と異なる特徴的な構造をいくつか持っている．特筆すべきものとして歯牙（歯）の存在が挙げられる．歯牙は人体の中で最も硬い組織であり，その根の部分（歯根）は直接に骨（顎骨）のくぼみに埋まっており，頭の部分（歯冠）は骨膜，歯肉を破って口腔内に突き出ている．このように一部が骨内に存在し，一部が外界にさらされている歯牙のような組織を持つ器官は他に見あたらない．この構造のために，う蝕（むし歯）や歯周病（いわゆる歯槽膿漏）が進行すると口腔内の微生物が顎骨内に容易に進入することになり，骨髄炎などの重篤な疾患を引き起こす．したがって，う蝕部分は早い段階から削って除去され歯の修復が行われる．また，保存不可能な歯は抜歯され，欠損部は義歯（入れ歯）やブリッジなどの形で修復される．これらの修復は形態の回復だけでなく，最終的には咀嚼（噛むこと）や嚥下（飲み込み）などの機能的な回復を目的としている．
　歯牙に関する歯科治療には次のようなものがある．
　①保存修復治療：う蝕や外傷による歯の欠損部分をセラミックや金属で修復する治療
　②外科的治療：抜歯，歯の再植・移植，歯根尖にできた顎骨内病巣の摘出など
　③欠損補綴治療：義歯，ブリッジ，インプラントなど歯が抜けた部分を補う治療
　④歯列矯正治療：不正な歯並びを改善する治療

I 歯冠修復治療

　保存修復治療には，歯冠部の治療である歯冠修復と歯髄（歯の神経）の治療である根管治療（歯内療法）がある．さらに，歯冠修復治療は充填と歯冠補綴に分けられる．

1. 充填処置

　う蝕が小さい場合にはその悪い部分のみを削り取り，充填（詰めること）するだけで治療が終わることもある．充填物の材料によって以下のように分けられている．

1 アマルガム充填

アマルガムは水銀と他の金属との合金である．歯科では水銀と銀，亜鉛，スズなどを練り合わせて軟らかいうちに削ったところに充填する．臼歯部（奥歯）に使用されることが多いが，最近では世界的に使用頻度が減少している．研磨していても日が経つにつれ黒く変色していくため，う蝕と間違えやすい．

2 レジン充填

レジンとは樹脂のことで，金属に比較すると硬度が低く白色～黄色であるため歯科では前歯のそれほど大きくない，う蝕の充填に使用される．日が経つにつれて黄色～茶色に変色することがある．辺縁部の変色はう蝕と間違えることがある．

3 インレー（図1）

う蝕が比較的大きい場合には，削った部分の型をとって，その型通りに鋳造された金属で修復されることが多い．この鋳造物をインレーという．インレーは歯科用セメントを用いて削った窩洞に合着される．金属以外の材質では歯と同じような色のレジンやセラミックが用いられるが，頻度は少ない．

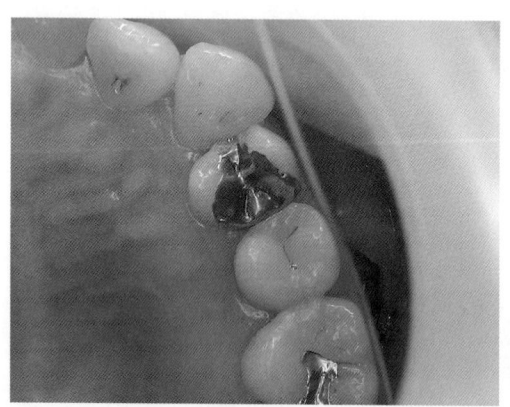 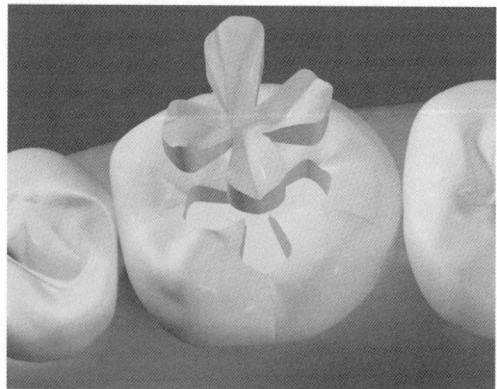

図1　インレー

> **ケアのポイント**
>
> 充填物が脱離したままになっていると，必ずう蝕に進展する．修復治療を行うことが望ましいが，一次的にでもセメントなどで仮詰めをしてもらうことが重要．穴があいたまま口腔ケアを行っても汚れは除去しにくく効果は低い．

2. 歯冠補綴（クラウン，冠）

充填が歯冠の一部分のみの修復処置であるのに対して，歯冠補綴は歯冠を全部覆う形の修復方法である．クラウン（冠）と称されるが，一般的には「かぶせ」あるいは「さしば」と呼ばれるものである．制作方法や材質によって以下のように分類される．

①帯冠金属冠（金属色）：古い方法．高齢者には多く見られる．歯頸部の清掃が困難．
②メタルクラウン（図2）：金属色
③前装クラウン：歯と同系色，一部金属．
④セラミッククラウン：歯と同系色
⑤歯冠継続歯（さしば）

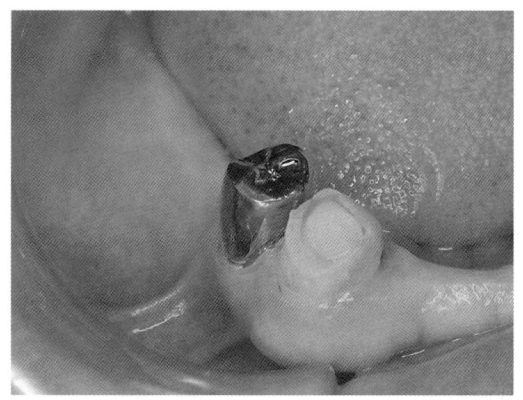

図2

ケアのポイント

歯冠修復が施されている歯は汚れが付着しやすく，磨き残しも多くなるため口腔ケアのポイントの一つである．特に辺縁の適合が悪い不良な冠は清掃が困難なため歯肉の腫脹を引き起こしやすい．このような場合にはブラッシングでは改善しないことが多く，冠をはずして歯石を除去することが必要となる．

II 欠損補綴

　欠損補綴とは，歯が抜け欠損している部分に人工の歯を使用し，形態を回復する方法である．いわゆる義歯（入れ歯）であるが，装着すると取り外せない固定式の架工義歯（ブリッジ），着脱が可能な可撤正義歯（部分床義歯・総義歯）および人工歯根を有するデンタルインプラントに分類される．

1．架工義歯（固定式：着脱不可）

1 ブリッジ（図3）

　図のように欠損している歯の両隣の歯にクラウンをかぶせ，それに人工歯を連結する方法．比較的少数歯（1〜2本）の欠損がある場合に行われるが，稀にすべての歯を削って多くの歯の欠損部をブリッジで修復している患者に出会う．このような場合，1本のクラウンや人工歯が破損してもすべての歯が連結されているため簡単に修理することは難しい．

　ブリッジはセメントで固定するため可撤性義歯に比較して違和感が少ないが，汚れがたまりやすく除去しにくいことが欠点である．

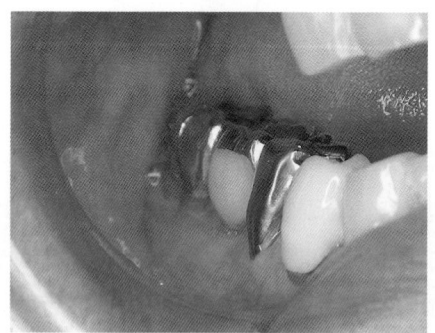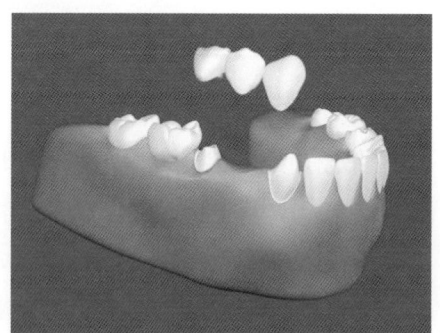

図3　ブリッジ

2．可撤性義歯（着脱可能な入れ歯）

　可撤性義歯の基本構造は，床と呼ばれる歯肉と同じピンク色をした土台部分と床の頂上部分に埋め込まれた人工歯からなる．床はレジン（樹脂）でできているが厚みを薄くできる金属で作られているものもある．人工歯はレジンまたはセラミック製が一般的である．

1 部分床義歯（部分入れ歯）

　歯がまだ何本か残っている場合には部分的な入れ歯を作る．1本だけの義歯から10本を超える多数歯の義歯まである．疑その維持はクラスプと呼ばれる2本の金属の腕（ばね）を近接する歯にはめ込み固定する方法が一般的である．利き腕に運動障害のある方では着脱が困難である．

2 総義歯（総入れ歯）

　上顎あるいは下顎のすべての歯がない場合に用いられる．したがって総義歯には歯に引っ掛ける金具（クラスプ）はない．義歯の維持は床部分と粘膜を密着させることで生じる陰圧を利用している．したがって，歯肉と接する面積が大きい上顎の総義歯は維持力が高いが，下顎の総義歯は面積が小さくまた舌の影響を受けるため維持力は弱く不安定である．

> **ケアのポイント**
>
> 　義歯の着脱には気を使わなければならない．クラスプのかかっている歯が歯周病でぐらぐらしているときなどは，入れるときは痛くはずすときは歯が抜けてしまうなどの事故がある．装着時はクラスプを歯にあわせて両手でゆっくりと押し込む．決して噛んで装着しない．はずすときにも両手でクラスプを持ち親指で歯を押さえながら愛護的にゆっくりはずす（図4）．

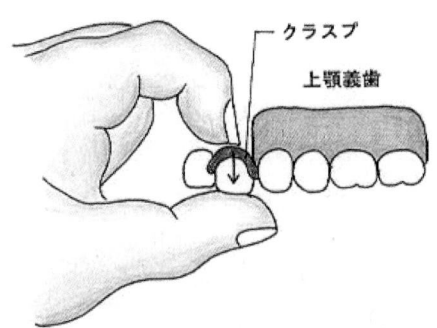

図4　上顎のクラスプ付き義歯の外し方

> **ケアのポイント**
>
> 　義歯は装着時に外から見ただけではなかなか汚れがわからないが，はずして内面を見ると食べかすなどが付着しているのがよくわかる．これが細菌の発育場所となり常に口腔内に細菌を供給するリザーバーの役目をする．食後は必ず義歯をはずし，流水下でブラシを使って清掃することが重要である．また，義歯はレジン（樹脂）でできているが，この材料にはカンジダという真菌が好んで付着するといわれており，夜間はずして洗浄液に浸しておく際には抗真菌作用のある洗浄剤を選択すると有効である．カンジダによる肺炎は難治性である．

3. インプラント (図5)

1 デンタルインプラント (人工歯根)

　歯科で使用されるインプラントは純チタンでできたフィクスチャーと呼ばれる人工歯根を顎骨に埋入し，そこに連結された上部構造にクラウンを装着する構造になっている．埋入する部分の骨が少ない場合には骨移植などの前処置が必要となる．天然歯とほぼ同様の使用感が得られるが，現在は保険導入されていない．

2 インプラント義歯

　顎骨の吸収が著しく総義歯を装着しても安定が得られない場合，磁性金属接着したフィクスチャーを数本埋入し，義歯側に磁石をつけたマグネット義歯を装着すると強力な維持が得られる．また，フィクスチャーに特殊な義歯連結装置をつけて義歯を固定する方法もある．このようなインプラントと義歯を組み合わせる欠損補綴がインプラント義歯である．

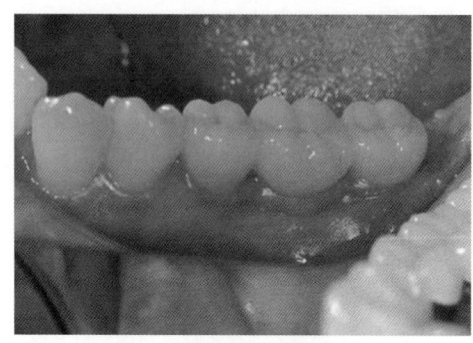
口腔内の外観

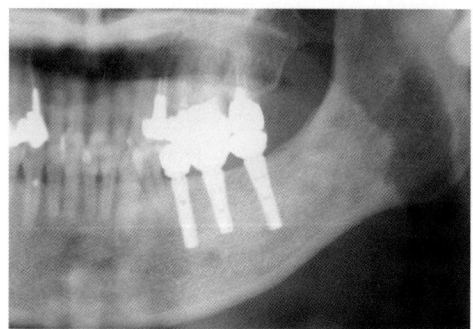
X線像

図5　インプラント

ケアのポイント

　デンタルインプラントは夢の人工歯根と呼ばれようにまったく違和感がなく天然歯と同じように使用することができ，う蝕に罹患することもない．しかし，手入れをしないと歯周病と同じように周囲組織の炎症をきたし（インプラント周囲炎），除去しなければならない事態にまで進行する．神経がなく痛みなどの防御機能がない人工物であるだけに，徹底した清掃が必要となる．

　なお，本章の作成にあたり写真を提供していただいた坂井諭先生に感謝申し上げる．

4章 口腔ケアの手順

図1 口腔

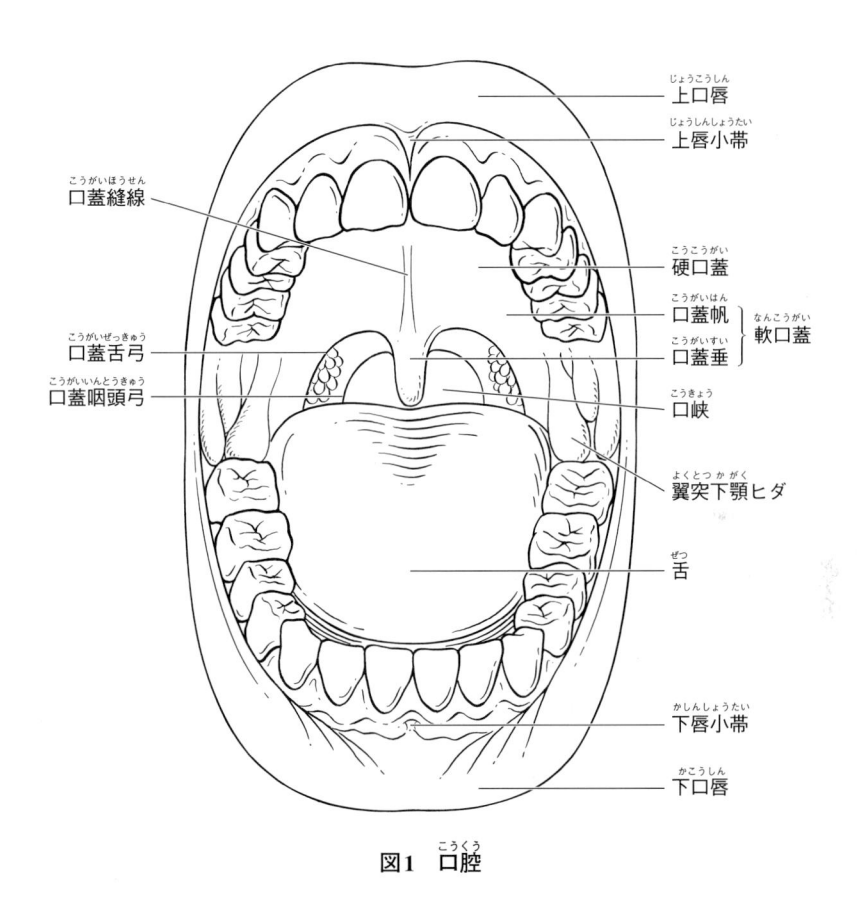

1. 口腔ケアの目的

1 歯科疾患の予防

　歯を喪失する2大原因である，う蝕（むし歯）と歯周病の発症を予防することが口腔ケアの第一の目的である．う蝕と歯周病の発症，進行により歯痛や歯列の不正・咀嚼機能の低下を引き起こす．その結果，食生活や社会生活に支障をきたし，ひいては，全身の健康にも影響を及ぼす．口腔ケアは細菌感染で発症するこれら歯科疾患を予防するため，原因菌の除去・歯肉マッサージを目的として行われる．

2 二次感染の予防

う蝕や歯周病からさらに顎骨などに炎症が波及し、蜂窩織炎（ほうかしきえん）や骨髄炎など重篤な感染症の発症を予防する．また口腔ケアが徹底されていない不良な口腔内環境では，歯科治療（特に観血的な処置）や日常的な歯磨き，咀嚼運動などにより，歯や歯周ポケットから細菌が血中に容易に入り込み菌血症となる．抵抗力の低下した高齢者では敗血症となり死に至ることもあり，二次感染を予防する目的のために口腔ケアは行われる．

3 口臭予防

歯科衛生士が徹底した口腔ケアを実施した結果，長期療養患者や寝たきり者の舌苔の口臭産生能が減少したという報告もあり[1]，口腔ケアが不十分な状態では口臭が発生すると考えられ，口臭予防のために徹底した口腔ケアが必要である．病棟・施設・在宅での独特のいやなにおいの原因は患者や利用者の口臭である可能性が高く，口腔ケアを実施することでにおいは改善する．不快なにおいは人間関係をも悪くしかねないため，口臭予防を目的にした口腔ケアの実施も重要である．

4 リハビリテーション

摂食・嚥下（えんげ）の過程においては口腔，咽頭，食道などの多くの器官が綿密に働いている．我々は毎日，食物を取り込み咀嚼し嚥下（えんげ）しているが，何らかの障害が起こるとたちまちにして摂食・嚥下は困難になる．たとえば顎骨を骨折すると，約一ヵ月の間上下の歯をワイヤーで縛り付け開口できない状態にして骨折の治癒を待つ．ワイヤーを除去した場合には開口障害が起こる．それは固定期間中に咀嚼筋（開口筋・閉口筋）を使わなかったためで，口を開けようとすると痛みが生じる．そのため開口訓練が必要となる．また脳血管障害などで意識障害をきたし，長期に渡って経口摂取も会話もしていなかった患者が，全身の状態が落ち着き，いざ経口摂取が可能となった時，咀嚼・嚥下に機能障害が残ることは十分に考えられる．このような場合，口腔ケアを実施することで咀嚼筋を動かし，顎関節を稼働させ，口唇や頬の運動をすることは顎顔面や口腔のリハビリテーションの意味があると考える．

また口腔ケアを行うために座位を確保すること，歯ブラシを把持し細かく動かすことなどは，口腔のリハビリテーションだけでなく，脳血管障害発症後の早期リハビリテーションの一環となる．

5 誤嚥性肺炎の予防

多くの研究結果より誤嚥性肺炎の予防に口腔ケアが有効であることは明らかである．健康高齢者であっても，咽頭の反射の低下から就寝時に誤嚥が見られるという報告[2]もあり，口腔ケアを習慣にし，常に清潔な口腔内環境を保つことが誤嚥性肺炎予防につながる．

6 規則正しい生活リズムの獲得

在宅の要介護者や入院中患者などは，日中に眠くなり，夜間に目が覚めるなど生活のリズムが崩れ食事時間も不規則になりがちである．朝起きて朝食を食べ口腔ケアをする，夕食を食べ就寝前に口腔ケアをするなど規則正しい生活リズムを獲得することも口腔ケアの重要な目的である．

7 食欲の増進

口腔ケアを行うと口腔の爽快感を得ることができ，また唾液腺を刺激することで唾液の流出を促す．唾液の流出は口腔粘膜に潤いを与えるとともに，味蕾(みらい)の機能を正常に整え，味を感じることができる．したがって食欲の増進を目的とした食事前の口腔ケアは有効である．

2. 口腔ケアの流れ

1 口腔ケアを始める前に確認すること

①自立度

　　全介助…介助者によるケア

　　部分介助…介助者による援助もしくはケア

　　自立…本人によるケア

②主な介助者：全介助または部分介助の場合，誰が行うのか．

③セルフケア能力：部分介助または自立の場合，セルフケアにより効果的に口腔ケアが行えるのか．

④全身状態：口腔ケアを実施するにあたり留意しなければならない全身の状況．

⑤実施する場所：洗面台への移動は可能か，車椅子への移乗は可能か，ベッド上か．

⑥口腔ケアの頻度：一日に何回必要か，いつ行うか．

⑦口腔内状態：2章・3章を参考にして口腔内の状態を評価する．

⑧栄養法：経口栄養か経静脈栄養または経腸栄養か．経口栄養でない場合は口腔ケアの重要性が増す．
⑨協力度

2 口腔ケアの流れ

1） 声かけ
①今から口腔ケアを始めることを告げるとともに患者の全身状況を観察する．
②口腔ケアの必要性を説明し（意識障害や認知症の患者でも必ず行う）同意を得る．
③体調が悪い場合は無理強いしない．

2） 清掃道具を準備し配置する

3） 患者の体位を整える
①患者にとって安楽で安定した体位を選択する．
②頭部を少し横向きにし，あごを引いて施術者のほうに向いてもらう．口腔内の観察が容易になり，安全に口腔ケアが実施できる．
③施術者にとっても無理のない姿勢で実施できる位置にする．

4） 口腔内を観察する
①観察のポイント
　歯牙（何処に歯が残っているか，動揺はないか，う蝕はないかなど）
　歯肉（腫れていないか，出血はないか，発赤や排膿はないかなど）
　粘膜（口蓋・頰・口腔前庭・口腔底に潰瘍はないか，汚れはついていないか，潤っているかなど）
　舌（乾燥はないか，動きは悪くないか，潰瘍はないか，舌苔はないかなど）
　義歯（可撤性義歯はないか，汚れはないか，義歯床下粘膜に発赤はないかなど）
　口唇（乾燥はないか，口角炎はないか，動きは悪くないかなど）
　咽頭（麻痺はないか，汚れの付着はないかなど）
②口腔内観察時の注意点
　　口腔ケアの頻度や方法を決定するために，口腔内の観察は非常に重要である．また患者にとっても介助者に初めて口腔に触れられる時であり，丁寧な態度で行わなければならない．いきなり口唇を強くひっぱったり，大きく口を開けさせたりすると口腔ケアに対して嫌悪感を持ち協力が得られなくなる場合がある．

5） 口腔ケアを実施する
①義歯をはずす（可撤性義歯をしている場合）．

②含嗽（含嗽ができない場合はガーゼ・スポンジブラシなどにより粘膜湿潤）
③歯牙・粘膜清掃
④含嗽（含嗽ができない場合はガーゼ・スポンジブラシなどにより粘膜清拭）
⑤義歯清掃
⑥薬物塗布（保湿剤やフッ素配合剤など）
⑦義歯装着

6）声かけ

患者に終了したことを告げ，体位を元の位置に戻す．

3. 口腔ケアの方法

1 ブラッシング

使用道具：歯ブラシ
目　　的：歯垢の除去
　　　　　歯肉のマッサージ

①歯ブラシの中間あたりを，鉛筆を持つように把持（ペングリップ）する（図2）．
②順番を決めて磨く ⇒ 臼歯から前歯へ，頬側から口蓋・舌側へ．

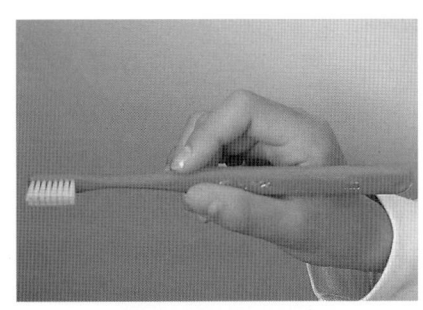

図2　ペングリップ

③歯ブラシは歯面に対して直角から上顎は少し上に，下顎は少し下に向けて毛先をしっかり歯頸部に当てる（図3）．
④歯ブラシを小刻みに横に動かす．
⑤一本の歯を30回ずつ磨く．
⑥ブラッシング時のポイント

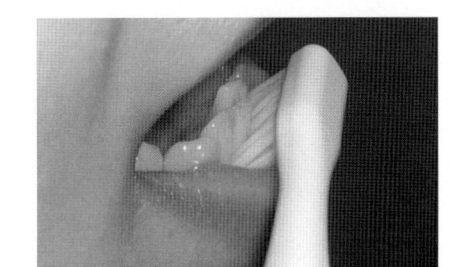

図3　ブラッシング

◇磨き残しやすい部位

・上顎の最後方臼歯の頬側歯ブラシが挿入しにくく，歯垢が残りやすいため，口をあまり大きく開けずにブラシを奥まで挿入して磨く（図4）．
・歯列の不正な部位通常のブラッシングでは歯間部などに歯垢が残存しやすいため，フロスや歯間ブラシを併用することや歯ブラシを縦にして磨くなどの工夫が必要（図

5).
- 隣在歯が抜けている場合，隣接する近遠心面に歯垢が残存しやすいため，歯ブラシを口角から挿入し歯面にブラシの毛先を当てて磨くことが必要．

◇歯石が沈着しやすい部位

　唾液腺の開口部すなわち上顎大臼歯部頰側と下顎前歯部舌側には歯石が沈着しやすい．歯垢が残らないよう下顎前歯部舌側は歯ブラシを立て，しっかり毛先を歯面にあてて磨く（図6）．

◇オーバーブラッシングに注意

　力まかせにゴシゴシ磨く間違ったブラッシングを続けていると，
①歯が摩耗し楔状欠損になる
②知覚過敏になる
③歯肉に傷ができる
④歯肉が退縮する
⑤慢性的な刺激に対する反応として歯肉が肥厚する（フェストゥーン）

など様々な弊害が起きるため，適切な圧でブラッシングすることが大切である．

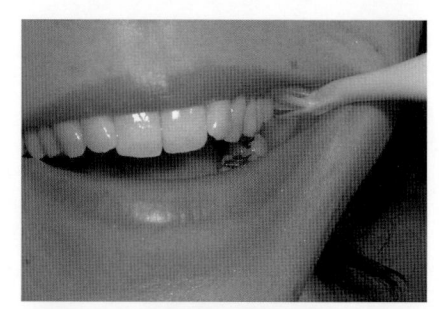

図4　上顎最後方臼歯頰側の磨き方

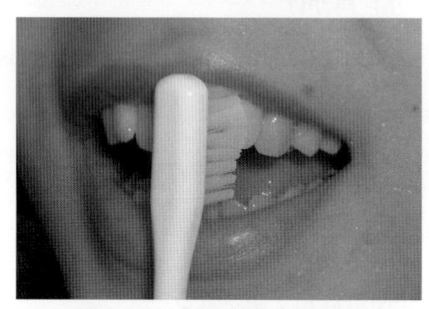

図5　歯列不正部位の磨き方

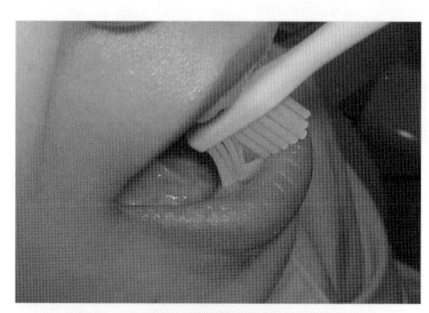

図6　下顎前歯部舌側の磨き方

2 フロッシング（図7）

使用道具：デンタルフロス

目　的：歯ブラシでは清掃できない歯間部の清掃

①デンタルフロスを20〜30cmに切る．
②両手の中指に巻きつけ，残り10cmくらいの所で親指と人差し指で短く持つ，親指と人差し指の間は2cmほどにする．
③片方の手の指は口腔内に，片方の手の指は口腔外にして歯面に沿わせて挿入する．

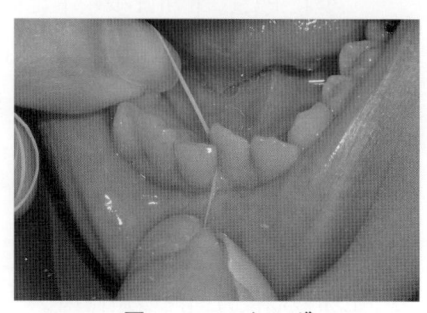

図7　フロッシング

④歯肉溝の中までデンタルフロスを挿入する．
　⑤デンタルフロスを上下に動かして歯面の汚れを除去する．慣れない間は糸ようじを使用した方が容易にフロッシングできる（図8）．

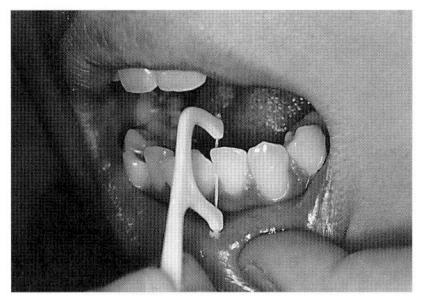

図8　糸ようじ

3 歯間ブラシ（図9）

使用道具：歯間ブラシ，ワイヤーの太さやブラシの長さなど歯間のスペースに適したサイズのものを選択する．

目　　的：歯間部の清掃，歯間部の歯肉のマッサージ

　①歯と歯の間に歯肉を傷つけないように歯間ブラシを挿入する．
　②歯面の汚れを落とすように唇舌方向に10回ほど動かす．
　③同時に歯間部の歯肉をマッサージする．
　④歯間空隙の広さに応じたサイズの歯間ブラシを使用し，太いサイズの歯間ブラシを無理に通さない．

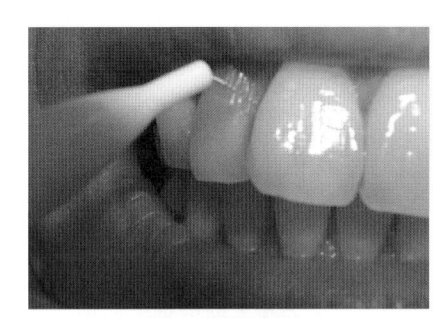

図9　歯間ブラシ

4 舌ブラッシング（図10）

使用道具：舌ブラシ

目　　的：舌苔の付着の予防，口臭予防

　①舌ブラシを使用して舌の奥から前にブラシを動かし舌背の清掃をする．
　②強くこすりすぎると舌表面を傷つけてしまうので注意する．

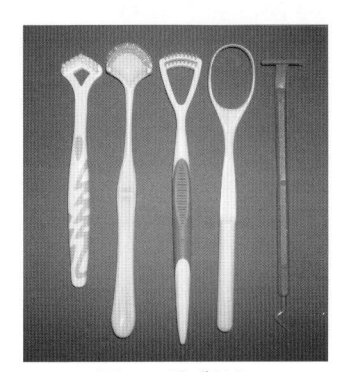

図10　舌ブラシ

5 スポンジブラシ（図11）

目　　的：粘膜の湿潤，清掃

　①スポンジブラシを水で濡らし，軽く絞って使用する．
　②ブラッシングを始める前に，粘膜を湿潤させ，粘性の汚れを除去する．

③ブラッシングの含嗽ができない患者の場合，仕上げにスポンジブラシで口腔内を清拭する．

④スポンジブラシで少し強めに粘膜を刺激することは，小唾液腺を刺激し唾液の流出を期待することができる．

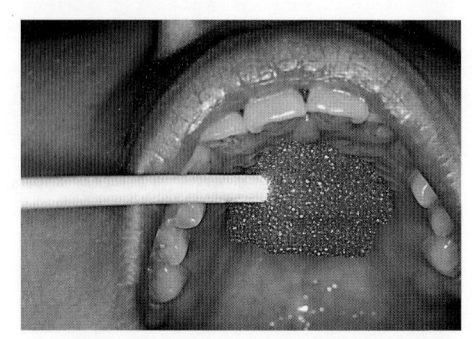

図11　トゥースエッテ®でぬぐう

6 含嗽

目　的：口腔内洗浄

①水または微温湯約20〜30mLを口に含み，口唇を閉鎖して頬・舌をぶくぶくとよく動かして歯面に打ち付けるようにする．

7 専門的機械的歯面清掃（PMTC）（図12）

専用の器械と研磨剤を使用して，歯科専門家（歯科医師または歯科衛生士）が行う

歯面に付着したバイオフィルムを徹底除去することで，う蝕や歯周病の予防に効果がある．

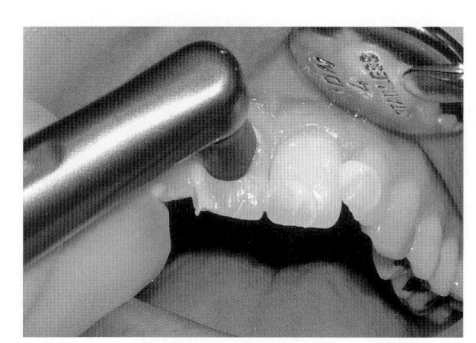

図12　PMTC

8 歯石除去（図13）

専用の器械を使用して，歯面に付着した歯石を歯科専門家（歯科医師または歯科衛生士）が除去する．

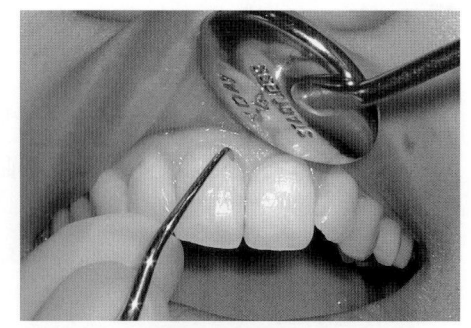

図13　歯石除去

歯ブラシについて

【歯ブラシの選択】

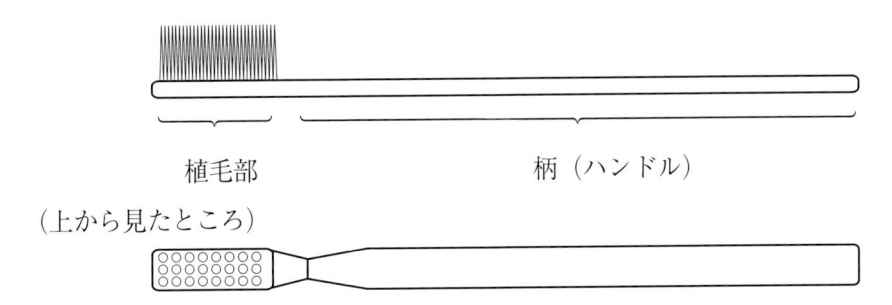

植毛部　　　柄（ハンドル）

（上から見たところ）

　　柄や植毛部の形状，毛の硬さ，材質など様々な歯ブラシが市販されている．その中から良い歯ブラシを選択するポイントを示す．実際には，歯科医院で歯科医師や歯科衛生士から口腔内の状態にあった歯ブラシを処方してもらうのがよい．

①毛の材質

　　ナイロンのもの．使用後水洗し乾燥させれば清潔になる．天然毛の場合は不潔になりやすい．

②毛の硬さ

　　一般的には「やわらかめ」から「ふつう」のもの．

　　口腔内の状態に合わせて選択するが，歯肉に炎症がある時や口腔内の外科処置後などは軟毛を使用する．硬い歯ブラシは，清掃効果は高いが，歯が磨耗する，歯肉が退縮するなどの弊害がある．

③植毛部

　　口腔内で動かしやすいように小さく，毛束は3列のもの．

　　まっすぐにカットされ，毛先を処理してあるもの．

④柄（ハンドル）

　　まっすぐでシンプルな形のもの．

【たかが歯ブラシ　されど歯ブラシ】

歯ブラシを使えない患者はいない（図14）

　歯ブラシによる機械的清掃が口腔ケアの基本である．たとえ意識レベルが低下していても，嚥下障害があり含嗽ができない患者でも必ず歯ブラシによるブラッシングが必要である．なぜなら口腔内の汚れ，すなわち歯垢（デンタルプラーク）はバイオフィルムとい

う性質を持つからである．バイオフィルムは本来，体内に留置される医療材料（カテーテルや心臓ペースメーカーなど）に付着する多様な細菌の共同体だが，「歯牙」という硬組織には身体の一部分にもかかわらずバイオフィルムが生着する．バイオフィルムの除去は抗菌薬では功を奏さないため機械的な除去＝ブラッシングが必要になる．したがってスポンジや綿花での清拭ではデンタルプラークは除去しきれない．

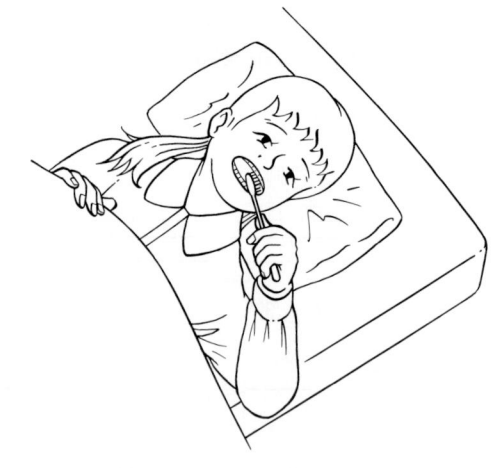

図14　ベッド上ブラッシング

ましてや様々な消毒薬やお茶などの抗菌力を利用しての口腔ケアは有効とはいえない．それらは歯ブラシによるブラッシングの補助的なものと考えなければならない．

【正しい歯ブラシの管理方法】

①使用後には流水下でしっかりと洗浄する（図15）．洗浄が不充分だと使用した歯磨剤や食物残渣が植毛部に残り，細菌の繁殖を招く．ブラッシングはその度に歯肉を傷つけ，一過性に敗血症が起きるといわれている．不潔な歯ブラシの使用は避けなければならない．かといって使用後に滅菌や消毒まで行う必要はなく，毎回清潔な乾燥した歯ブラシを使用するようにする．

②植毛部を上に向けて風通しの良いところに保管する．

③歯ブラシは1ヵ月に1回交換する．ただし歯磨きをする際の圧力が強すぎる場合は歯ブラシが1～2週間で開いてくる（図16）．開いてしまった歯ブラシは歯肉を傷つける上，清掃効果は悪くなるため早めに交換する．

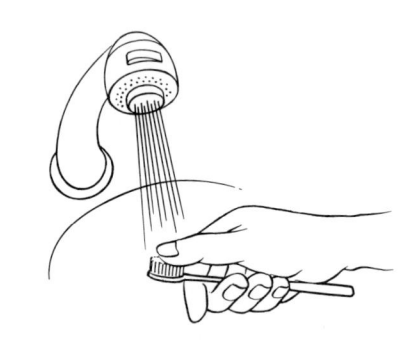

図15　歯ブラシ洗い

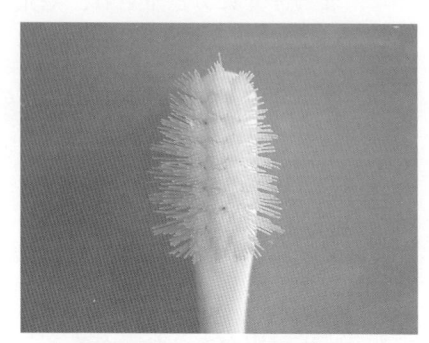

図16　毛先の開いた歯ブラシ

歯ブラシ管理の悪い例

①密閉容器に入れて保管している．
②ブラシ部分が不潔になるからとコップに下向けに立てている．
③使用後洗浄していない．

表1　電動歯ブラシ・音波ブラシ・超音波ブラシの比較

	電動歯ブラシ	音波ブラシ	超音波ブラシ
動き方	毛が振動または回転する 毎分3,000～10,000回	毛先が微振動する 毎分30,000～40,000回 200～300Hz	毛先が微振動する 160万Hz
特徴		音波のエネルギーによって歯垢を破壊 音波は液体中も伝達するので深部の細菌にもダメージを与える	超音波によって歯垢と歯の結合力を弱める 歯肉などの傷の治癒を早める
使用方法	機種により使用方法が違う	歯ブラシを歯面に当てるだけ	手用歯ブラシと同じ
ブラッシング時間（目安）	3分	2～3分	2～3分
歯磨き剤	研磨剤の入っていないものまたは液体タイプ	研磨剤の入っていないものまたは液体タイプ	研磨剤の入っていないものまたは液体タイプ
備考	安価であり手に入れやすい 使いかたによっては歯や歯肉を傷つける	重い 本体・替えブラシが高価 使いかたによっては歯や歯肉を傷つける 振動が大きく磨いた後に口唇に痺れなどが残る感じがする 音が大きい	手用歯ブラシと同じように磨かないと歯垢除去効果は期待できない 本体・替えブラシが高価

4．義歯について

　いつまでもおいしく口から食事をとることは全ての人の望みであるが，残念ながらう蝕や歯周病で自分の'歯'を無くす人は少なくない．無くなった歯の本数が多い場合やブリッジでの補綴が不可能な場合は，可撤（取りはずしができる）性の義歯を装着することになる．しかし，人工的に作製された義歯が合わず義歯のないまま食事をしている人，また病院では，急性期には必要ないと義歯がはずされ，全身状態が改善するまではずされた

ままになっている人，高齢者施設などではほとんど経口摂取をしていないという理由で義歯がはずされたままになっている人などをよく目にする．意識障害があっても，経口摂取が不可能な状態であっても，できるだけ早期から義歯を装着して欲しい．いざ経口摂取が可能となった時，どこかに義歯を紛失していたり，また長くはずしていたため合わなくなっていたりすることもある．義歯に関する問題を抱えている入院患者はかなりたくさんいるようだ．

1 義歯の役割

　義歯を装着していない欠損歯だらけの口腔では正常な摂食嚥下が困難になる．硬いものが食べられない，うまく飲み込めない．そのため普通食ではなく，刻み食や流動食になる．その結果，口腔内が不潔になりさらなる歯科疾患が発症する．食事量も減り，おいしく食べることができなくなり，体力が失われる．義歯を装着していないことでQOLは著しく低下する．

　義歯の役割は
　①口から栄養を摂取する，すなわち食物の咀嚼・嚥下を助ける．
　②上下の歯の噛み合わせを確保することで体の平行バランスを保つ．
　③コミュニケーションを円滑にする．
　たとえ経口摂取ができない状態や意識障害がある場合でも，上下の歯の噛み合わせを確保し，口腔粘膜を刺激することができる義歯を装着することが必要である．

　このようにとても重要な役割をもつ義歯であるが，義歯を装着している人と装着していない人では，口腔内細菌数に差があることから義歯は細菌の温床といえる．正しい管理方法で口腔内を清潔に保たなければならない．
　義歯は口腔ケア時には毎回はずして清掃し，残存歯や口腔粘膜の清掃の後に装着をする．義歯の着脱には指先の細かい動きと力が必要になるため，日常生活はある程度自立していても義歯の着脱が困難な場合がある．本人による着脱がうまくできない場合は介助者の援助が必要である．

2 義歯の管理方法

　①食事が終われば義歯をはずす．
　②局部床義歯ならばクラスプを爪で引っ掛け，鉤歯を押さえながら上顎の義歯は下に押し下げ，下顎の義歯は上に引っ張りあげてはずす．

全部床義歯は前歯部を持ち，上顎は後縁を下げるように，下顎は後縁を浮かすようにして外す．
③歯ブラシで内面外面ともに磨く（歯磨剤は表面を削ってしまうので使用しない）．
④クラスプやバーを磨く．細かいところは歯間ブラシなど小さな歯ブラシで磨くと磨きやすい．
⑤夜間就寝時ははずして義歯洗浄剤に浸漬する．残存歯で対合の歯肉を噛んで傷つけてしまうなど夜間装着しておいた方がよい場合は，日中に義歯洗浄剤に浸漬する時間を作る．義歯洗浄剤は，全部床義歯は毎日，局部床義歯は2～3日に1回程度使用する．

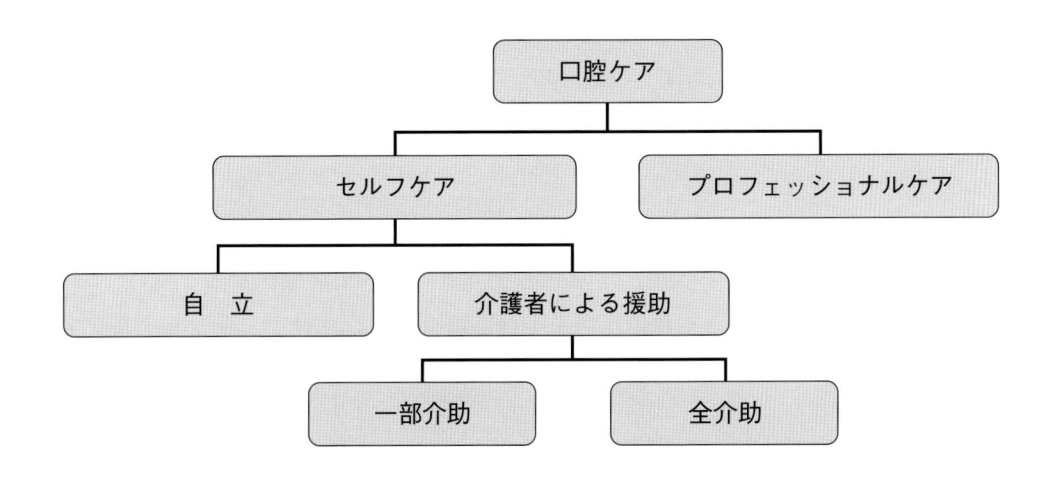

5. セルフケアとプロフェッショナルケア

セルフケアとは各自で行うケアを指し，プロフェッショナルケアとは歯科医師や歯科衛生士など専門家が行うケアを指す（図17）．

う蝕や歯周病の発病因子であるデンタルプラークはバイオフィルムであり，強固に歯面に付着するとともに唾液や抗生物質を遮断する．そのため病原性のバイオフィルムを除去するには，セルフケアだけでは困難であり，定期的な専門家によるPTC（専門家による歯面清掃）がもっとも有効にバイオフィルムを除去する手段になる．したがって口腔ケアは日々の各自によるセルフケアに加え，定期的なプロフェッショナルケアを実践することが必要となる．プロフェッショナルケアの間隔は，う蝕や歯周病のリスクにあわせて決定

図17 セルフケアとプロフェッショナルケア

する．プロフェッショナルケアは全ての人（子供も成人も，健康な方も寝たきり者も）を対象に行われる．

またセルフケアは患者の口腔清掃の自立度によって介護者による援助（全介助・一部介助）が必要となる．

表2　BDR指標

	自　立	一部介助	全介助
Brushing B　歯磨き	a　ほぼ自分で磨く a1　移動して磨く a2　ベッド上で磨く	b　部分的には自分で磨く b1　座位を保つ b2　座位を保てない	c　自分で磨けない c1　座位，半座位をとる c2　半座位もとれない
Denture Wearing D　義歯着脱	a　自分で着脱する	b　着脱のどちらかはできる	c　自分では全く着脱しない
Mouth Rinsing R　うがい	a　ぶくぶくうがいをする	b　水を含む程度はする	c　水を口に含むこともできない

寝たきり度の口腔衛生指導マニュアル作製委員会（改変）

★ プロフェッショナルケアの間隔

セルフケアが良好で口腔内状況も特に問題がない場合，う蝕や歯周病予防のために1年に2〜4回ほどのプロフェッショナルケアを受けることが望ましい．またセルフケアに介護者の援助が必要な上，口腔内の状態が不良であり誤嚥性肺炎の危険性が高いような場合は，可能であれば1週間に数回のプロフェッショナルケアを受ける．このようにプロフェッショナルケアを行う間隔は患者の口腔ケアの自立度や口腔内状況また全身状態などにより異なってくるため，事前にアセスメントを行い個別に設定する必要がある．

◇プロフェッショナルケアの間隔を短くするケース
・口腔ケアが自立しておらず，一部介助・全介助の場合
・口腔ケアは自立しているが，口腔内状況が不良な（歯周病や多数歯がう蝕に罹患している）場合

◇徹底したプロフェッショナルケアが必要なケース
・口腔ケアは自立しているが，全身状態を考慮して（化学療法などを受けており，易感染状態にある場合や移植医療を受ける場合など）プロフェッショナルケアが必要な場合

①セルフケアが自立している＝自分で口腔ケアができる
　□介護者なしで口腔ケアが実践できる
　□洗面所までの移動が一人でできる
　□義歯の着脱ができ，義歯を洗うことができる

②セルフケアが一部介助・全介助＝全面的または一部に援助が必要である
　□座位が可能であり上肢の運動にも問題はないので口腔ケアは自力で行えるが，洗面所までの移動が困難なためベッド上で口腔ケアを行う必要がある
　□手術後などで安静度が高い
　□ブラッシングはできるが片麻痺などがあり自力での義歯の着脱・清掃が困難
　□高齢者・片麻痺・認知症などで自力での口腔ケアが十分に行えない

③口腔ケアは自立しているが徹底した口腔ケアが必要
　□摂食嚥下障害患者
　□全身麻酔による手術前
　□誤嚥性肺炎患者
　□骨髄機能の低下状態にある患者
　□化学療法を受ける患者
　□出血傾向のある患者
　□顎顔面領域に放射線療法を受ける患者
　□顎顔面領域の手術を受ける患者
　□糖尿病患者
　□移植医療を受ける患者
　□脳血管障害患者
　□人工呼吸器装着患者

病期・病態別の口腔ケア

- ◆ 脳卒中,がん,糖尿病などは疾患の特徴を踏まえ,病態別に個別化された口腔ケアが必要である.
- ◆ 急性期,回復期療養病床(病院),在宅では,それぞれ病期別の口腔ケアを考える.
- ◆ 介護予防における口腔機能向上訓練は重要である.

5章 主な疾患と口腔ケア
～病院から在宅まで～

I 脳卒中

1. 脳卒中患者への口腔ケア

1 考え方
・発病後病状が安定すればできるだけ早期に開始する
・口腔ケアが口腔の機能維持につながる
・口腔への刺激は脳を賦活する

2 口腔ケアのポイント
①発病後早期から徹底した口腔ケアを行う
②体位・手技を工夫し安全に行う
③毎日時間を決めて行う(生活リズムを獲得するためにも役立つ)
④経管栄養中も口腔ケアは必要
⑤口腔リハビリテーション(口腔の廃用萎縮の予防)を意識した口腔ケア
⑥開口困難など患者の協力を得られない場合は歯科の専門家に相談する
⑦摂食・嚥下障害のある患者は，VF・VEなどの嚥下評価検査の前，直接訓練の前，食事前には必ず口腔ケアを実施する

3 方法
急性期：発病後全身状態が落ち着けばできるだけ早期から口腔ケアを実施する．口腔内は経口摂取の禁止や全身状態不良のため口腔乾燥が進み，舌苔が付着したり口臭が発生したりする．本人による口腔ケアは意識レベルの回復を待たなければならない．意識レベルが改善しても片麻痺や失認など後遺症が残ることを考えると，本人の口腔ケアに加え介護者による口腔ケアは長期にわたり必要になる．急性期から介護者(特に家族)に口腔ケアの重要性を認識して

もらい，介護の一部として口腔ケアを取り入れてもらうよう介護者への指導が必要となる．

アテローム型脳梗塞患者に重度の歯周病を持つ人が多いとも言われており，急性期から専門家による口腔衛生管理が必要な患者がいる（図1）．脳卒中患者は急性期にこそ厳密に口腔アセスメントを行い，長期に渡る計画的な口腔ケアが実施されるべきである．

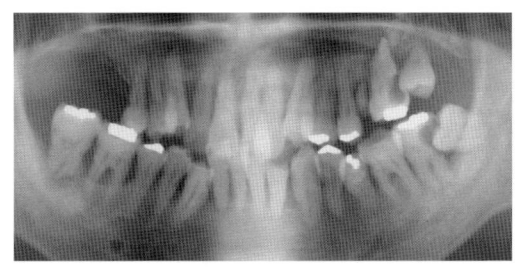

図1　脳梗塞を発症し，入院1週間目に撮影したパノラマ．ほとんど全歯牙に骨吸収が見られる．口腔内は歯肉が腫脹し，歯肉からの排膿も著しい重度の歯周病であった．

回復期：口腔リハビリテーションを意識して口腔ケアを継続実施する．経口摂取の開始，または経口摂取へ向けて，療養中に適合しなくなった義歯の調整など必要があれば歯科治療を受ける．急性期から口腔ケアが徹底して行われれば，う蝕（むし歯）や歯周病の発生を予防し，咀嚼機能を維持することができる（図2）．もし口腔ケアが徹底して行われなければ，口腔内は悲惨な状態になり（図3），口腔疾患治療のために歯科受診をすることになる．その場合，歯科医院への通院は回数もかかり，たとえば車椅子での受診が可能な歯科医院は少ないため，家族の介護負担が大きくなる．

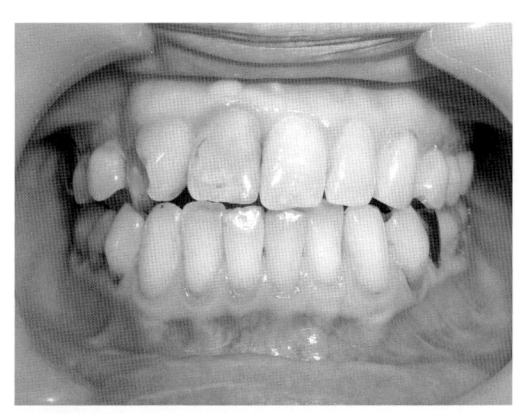

図2　脳出血後遺症のため右手が使えないが，左手でブラッシングし，定期的な歯科受診を続け健康的な口腔を維持している．

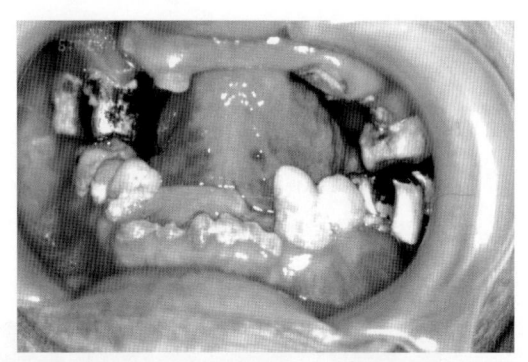

図3 脳出血発症後5年,在宅介護を受けていたが,適切な口腔ケアが行われておらず,う蝕による歯牙欠損,咬合の崩壊,口腔乾燥など口腔内は悲惨な状態.

意識レベルが低く,介護者が口腔ケアをする場合の具体的口腔ケアの方法

①体位の設定:可能であれば半座位,無理ならば仰臥位で顔を介護者のほうに傾ける

②口腔内の湿潤:
・口腔乾燥している場合はまず口腔内を湿潤させる
・ヒアルロン酸など保湿剤含有の含嗽剤などがあれば,スポンジブラシなどに浸して口腔内を湿潤させる

③大きな汚れの除去:食渣などの大きな汚れはガーゼやスポンジブラシで取り除く

④ブラッシング:
・歯肉の状態にあわせ歯ブラシを選択する
・しばらくブラッシングしていなかった時は軟毛の歯ブラシから始める
・ブラッシングは歯頸部に歯ブラシの毛先を当て横に細かく動かす
・ブラッシング圧が強くなりすぎないこと・動きが大きくなり軟口蓋や頬粘膜を突いて患者に不快な思いをさせないこと
・歯磨き剤は使用しない

⑤歯面の汚れが著しい場合はコップに水を用意して歯ブラシの汚れを落としながら磨く

⑥介護者は利き手に歯ブラシ,逆の手の人差し指にガーゼを巻いて頬や口唇・舌を圧排して,歯ブラシの毛先が当たっている場所を目で確認しながら磨くと磨きやすい

⑦舌ブラッシング:舌苔が目立つ場合は,舌ブラシ(p.31参照)を使用して磨く

⑧粘膜刺激:
・スポンジブラシを使用して,口蓋・頬粘膜・口腔底・口腔前底を刺激する
・これら粘膜には小唾液腺が存在し,スポンジブラシで粘膜を刺激することで唾液腺から刺激唾液の流出を促すことができる

⑨含嗽（含嗽できない場合はガーゼで清拭）
⑩保湿：口腔ケアを行った直後は，口腔粘膜が湿潤しており，保湿剤を使用して口蓋・頬粘膜・舌・口腔底・口腔前底・口唇を保湿する

参考文献

1) 渋谷耕司，石川正夫，西原達次，柿木保明：口腔環境の評価法としての唾液粘度，舌苔の口臭産生能の測定および口腔ケアによる口臭産生能の変化に関する研究
2) Kikuchi R, Watanabe N, Konno T, et al：High Incidence of Silent Aspiration in Elderly Patients with Community-Acquired Pneumonia

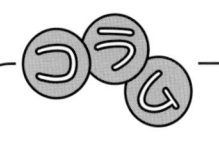

コラム　脳卒中患者が再入院する原因は肺炎がトップ？

　2007年に「急性脳梗塞で入院した後高齢者が再入院する原因として最も多いのは肺炎と呼吸器疾患である」とういう研究結果が発表された．
米国コネチカット州の急性期病院に急性脳梗塞で入院した65歳以上の患者2,603人を5年間追跡した結果，

◆1年以内に死亡または再入院した患者：53.3％
◆退院後5年間，入院することなく生存していた患者：14.3％
◆再入院の理由：
　　1）脳梗塞の再発による再入院率　年間3.9〜6.1％
　　2）急性心筋梗塞による再入院率　年間4.2〜6.0％
　　3）最も多かったのは肺炎およびその他の呼吸器疾患．
　　　　再入院率　年間それぞれ8.2％，9.0％

（Bravata DM, et al. Stroke 2007: 38; 1899-1904.）

「脳卒中を起こした患者は，脳卒中の再発を治療するために再入院することが多い，というのがこれまでの一般的な考え方であった…研究の結果，驚くべきことに，再入院の最も多い原因は肺炎および他の呼吸器疾患であることが明らかになった」と著者は述べている．医師でさえ，肺炎で再入院する患者が多いことを知らなかったのだ．徹底した口腔ケアが継続してなされていれば，この結果は変わっていただろうか．

（足立　了平）

II がん（外来化学療法）

1. 化学療法を受ける患者への口腔ケア

1 考え方
・化学療法が決定すればすぐに開始する
・口腔粘膜炎の発症は避けがたいが，重篤化また二次感染の予防を心がける
・化学療法前から歯科が介入することにより，化学療法中の口腔内トラブルの発生は減少する

2 口腔ケアのポイント
①歯科を受診の上，口腔内の感染源の有無を確認し，必要があれば歯科治療を行う
②う窩（う蝕により歯が欠けている場所）には細菌が繁殖し口腔内を不潔にする．さらに舌や頬粘膜などに擦れることで粘膜炎の原因となるため可及的に治療を行う
③口腔乾燥が口腔粘膜炎の一因となるため，保湿を徹底する
④口腔乾燥対策として，研磨剤（ラウリル硫酸ナトリウム）含有の歯磨剤の使用を中止する．市販の歯磨剤のほとんどに含有されているため注意が必要
⑤含嗽は口腔内細菌を洗い流す効果が高いので頻回に行う
　ただしアルコール含有の含嗽剤は口腔乾燥を惹起するため使用を中止する
⑥化学療法により好中球が減少している時期に口腔粘膜炎を発症すると，敗血症になる確率が高くなる

3 方法

化学療法開始前

　化学療法を行うことが決定すれば，ただちに歯科受診を行い，口腔内の感染源となるう蝕，歯周ポケット，根尖病巣，歯石，歯垢の有無を精査する（図4）．化学療法の治療計画にあわせ必要な歯科治療を可及的に実施する．
　機械的な粘膜の損傷は口腔粘膜炎の発症を招くため，う窩の処置，歯石の除去，PMTC（専門的機械的歯面清掃）を行う（図5, 7）．化学療法中の患者によるセルフケアは重要となるため，歯科専門家による口腔衛生指導を受ける．

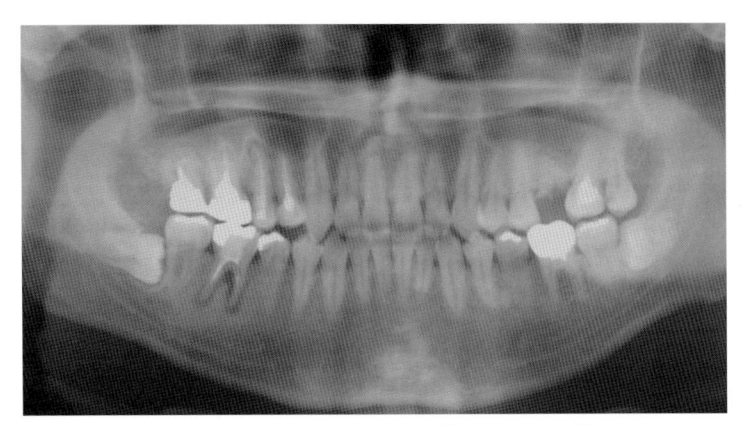

図4 化学療法を受ける前に撮影したレントゲン
自覚症状はなかったが，根尖病巣が確認された．

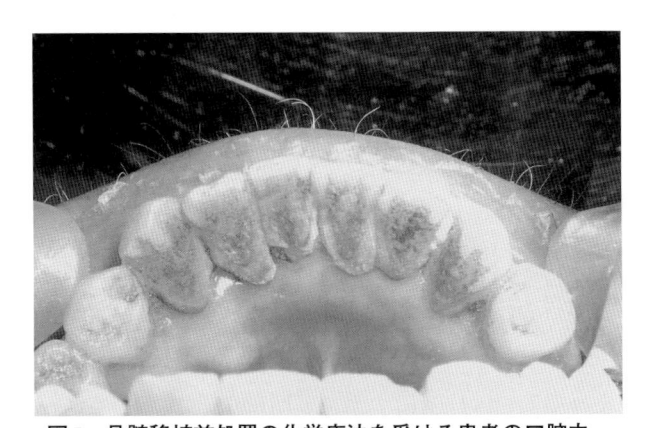

図5 骨髄移植前処置の化学療法を受ける患者の口腔内
下顎舌側，大量の歯石が沈着し舌で触るとざらざらとしている．
このまま化学療法を受けると，舌先に口腔粘膜炎の発症を招くおそれがある．

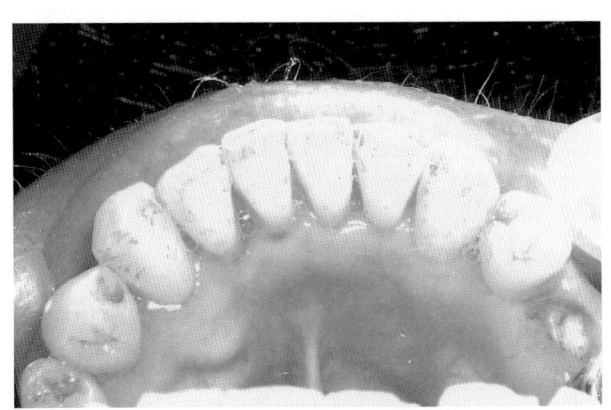

図6 歯科衛生士による歯石除去後
舌触りがスムースになった．

セルフケアへの指導内容

①口腔乾燥対策：保湿ケア用品の使用，研磨剤入り歯磨剤やアルコール含有の含嗽剤の使用中止

②機械的損傷に注意する：硬すぎるまたは広がっている歯ブラシの使用，強すぎるブラッシング圧，誤ったブラッシング方法，硬い食品の摂取を避ける

③口腔ケアの重要性：口腔内細菌の減少，口腔を刺激することで唾液が流出し口腔乾燥を防ぐことができる

④口腔内の観察を毎日行い，少しでも変化があれば早期に歯科専門家に相談する

化学療法中

日々体調の変化があるように，口腔内にも変化が現れるため，毎日の観察を行う．特に口腔の乾燥感，粘膜の発赤，歯痛など症状が現れたら早期に歯科専門家に相談する．

歯肉を傷をつけないために，軟らかめのナイロンの歯ブラシを使用する．歯間ブラシやデンタルフロスなど補助清掃道具は，使い慣れており正しい使い方ができていればそのまま使用してもよい．

セルフケアは体調が良くない日もできるだけ継続する．嘔気が強く口腔に何も入れることができない時でも水で口の中を流すようにすることや氷片を含むなど少しでも口腔を使うようにする．

化学療法が始まって7～14日頃にナディア期になるが，可能であれば通常の口腔ケアを継続する．歯ブラシも口腔内に問題がなければ中止しなくてよい．

口腔粘膜炎が発症したら，アズレンスルフォン酸ナトリウムなど抗炎症効果がある含嗽剤を使用して含嗽をする．痛みが強ければ鎮痛効果のある薬剤での含嗽を加える．痛みが強い時はぶくぶくと口を動かす必要はないが，できるだけ長い時間口に含むようにする．

化学療法後

化学療法は繰り返し行われるため，化学療法と化学療法の間には必要であれば歯科治療を行う．次の化学療法が始まる前には，PMTCを行い，歯面に付着したバイオフィルムを除去し口腔内環境を整える．

III 糖尿病

◇ポイント
①糖尿病になると口乾や易感染性により歯周病が重症化しやすいため，継続した口腔ケアが必要である
②糖尿病になると口乾からう蝕のリスクが高くなるため，継続した口腔ケアが必要である
③歯周病を治療し慢性の炎症が改善すると血糖コントロールが改善する可能性がある
④糖尿病教室や教育入院クリニカルパスに歯科が加わる

1．糖尿病患者への口腔ケア

1) セルフケアの徹底と定期受診

　　かかりつけ歯科医を決め，セルフケア方法について指導を受ける．適切なブラッシング方法を身につけ日々徹底することはもちろんだが，定期受診をしてプロフェッショナルケアを受ける．

2) 歯周病が重症化しやすいこと，う蝕に罹患するリスクが高いことを指導する．

3) 慢性の歯周病は糖尿病を悪化させることを指導する（図7）．

4) 糖尿病治療の一つである食事療法の実践のためにも，要治療歯の放置を見過ごさないで咀嚼可能な歯列を獲得する．

　　重症化した歯周病やう蝕の多発により，欠損歯の増加や欠損しないまでも動揺の激しい歯が治療されずに放置されているような口腔では，しっかりと咀嚼して食事をとることができない．咀嚼をせずに食べることは満腹感を得られず，食事療法は成功しない．痛みが無く，欠損部位には補綴物を装着し，おいしく食べることができる歯列を獲得するためにもかかりつけ医への受診は重要である．

5) 糖尿病教室では，歯科専門家からも患者指導を行う．教育入院のクリニカルパスにも歯科が加わる．糖尿病の効果的な治療にはチーム医療がかかせない．

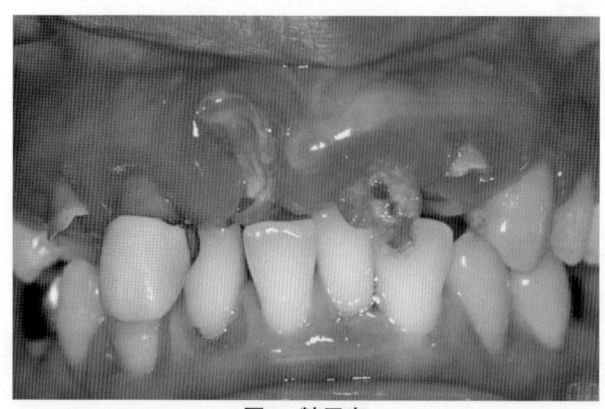

図7 糖尿病

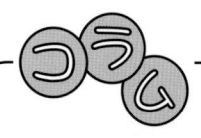

糖尿病と歯周病の深い関係

　糖尿病が歯周病のリスク因子の一つであることは昔から知られている．糖尿病が免疫低下を引き起こし，また血管の脆弱性や創傷治癒の遅延などによって歯周病になりやすく，かつ重症化しやすいといわれている．

　一方，歯周病の存在も糖尿病に影響を与える．歯周病原菌が腫瘍壊死因子TNF-αの産成を促進するため，インスリンの働きが悪くなり血糖値が下がりにくくなる（インスリン抵抗性）．この結果，糖尿病のコントロールが不良になり，ますます歯周病も増悪するという負のスパイラルに陥る．

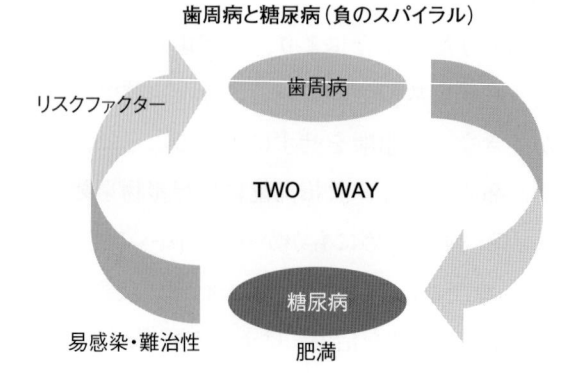

歯周病と糖尿病（負のスパイラル）

リスクファクター　歯周病　TWO　WAY　糖尿病　肥満　易感染・難治性

（足立　了平）

6章 急性期病院の口腔ケア

I 周術期の口腔ケア

1. 急性期病院の現状

　現在，我が国では地域内の医院や病院などがそれぞれの医療機関が特性を活かし，役割分担することで病気を治していくという大きな流れにある．そのため，地域医療支援病院やがん拠点病院など「機能」による病院の分類が行われている．

　また疾患に対する医療内容の違いによる「病期」により急性期，慢性期といった病院の分類もされている．そのうちの急性期病院では救命・疾病治癒を目的に，積極的な治療や検査，看護が必要な期間の医療を担当する．したがって，これらの病院は高度な医療技術・医療安全管理体制の確保および療養型病床群をはじめとした病院や医院，診療所との良好な連携などが必要となる．

　すなわち急性期，慢性期という診療機能の明確化によって，自院で全て対応するタイプの病院から，地域における「医療の連携体制」を推進するという方針が明らかになっている．それぞれの医療機関の特性を生かして，患者を地域・施設・在宅へ戻し，積極的に在宅医療支援を推進することも必要とされ，病院と診療所の病診連携や病院間の病々連携を重点的に推進する方向に今後の医療は向かっていると言える．

　一方，本書のテーマである口腔ケアというコンセプトは，すでに看護の領域を中心として広く浸透し定着した感がある．上記のような様々な現場においてすでにコンセンサスが得られたと考えられる「口腔ケア」ではあるが，その実践には看護師，介護職などのたくさんの職種が関わっているため，それぞれの役割分担がやや曖昧であり，混乱している点があることも否めない．

　さらに上述したように病期的にも急性期病院，療養型病床群，施設，在宅と多様であり，それぞれのステージにおいて必要な口腔ケア，そのゴールや目的が異なることもその特徴と言える．

　急性期病院の重要な機能の一つとして入院を必要とするような外科的な対応，すなわ

ち手術による疾病の治療が挙げられる．全身麻酔手術は一部で行われている日帰り手術のケースをのぞいて，ほとんどは入院治療となり看護師をはじめとする医療スタッフの集中的な治療を受ける．しかし，このような患者の治療においては担当する医師や看護師の関心は当然のことながら治療すべき主たる疾患のみに向けられる．そのため直接治療内容に関連がないと思われる事項，たとえば口腔内の状態などについてはあまり顧みられないのが現状である．

また現在では「院内感染対策」が病院機能評価の上でも重要な業務の一つとされ，多くの施設でInfection Control Team（ICT）が中心となり，様々な感染に対する検討がなされ積極的な活動が進められている．しかし入院患者，有病者の口腔内には非常に高濃度の常在菌が生息しており，全身に様々な問題を引き起こすことは残念ながらあまり認識されていない．

その中で当院では歯科を有する急性期総合病院の利点を生かし，2004年に全国でも稀な試みとして外来とは独立したセンター部門として口腔ケアセンターを設置した（図1）．ここでは歯科医師と歯科衛生士が中心となって看護部などの他職種と連携をとりながら入院，外来患者に対する口腔ケアの実践と統括管理をしており，周術期やADL低下患者を中心として同センターの年間初診患者は1,000名を越えている．

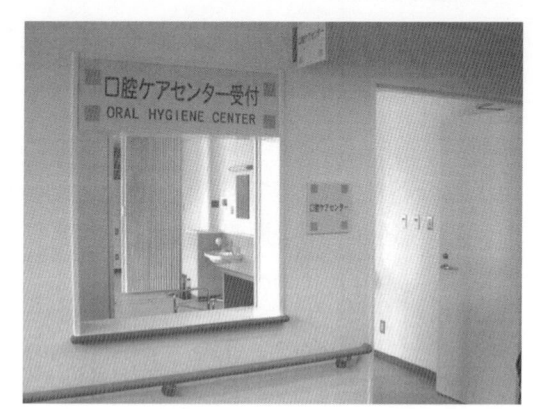

図1　口腔ケアセンター

本編では当院の口腔ケアに対する考えや特に周術期医療における口腔ケアの看護と歯科の連携，チームアプローチの重要性について解説したい．

2. 口腔ケアのキーワード

当院のような急性期病院などで行う口腔ケアの目的として，我々は「3つのS」をキーワードとして提唱している（図2）．

★Service（患者サービス）

口腔ケアとは，「口腔の疾病予防，健康保持・増進，リハビリテーションによりQOLの向上を目指した科学であり，技術である」と定義され[1]，患者の快適さ，QOLへの貢献が主な目的とされてきた．また以前から「口腔内の状態は看護の質を最もよく表すものの一

つである」[2]，と言われており，2004年に我々が看護管理者に対して行ったアンケートにおいても口腔に対する適切なケアが看護のレベルを大きく向上させる，という認識で一致していた[3]．すなわち看護師などが行う，日常の口腔ケアは崇高な「患者サービス」の一つであると考えられる．

口腔ケアの3つの「S」

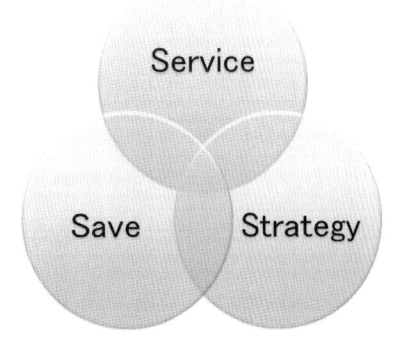

図2 口腔ケアのキーワード，3つのS

★Save（患者を救う）

近年の研究により口腔内のトラブルが全身に様々な問題を引き起こすことが明らかになってきた．歯周病などの口腔内の疾患が誤嚥性肺炎や虚血性心疾患，動脈硬化などの循環器疾患，糖尿病の増悪因子となり，妊娠トラブルや認知症との関連も報告されている[4]．すなわち適切な口腔ケアを行うことによってこれらの疾患から患者をSave（救う）という考え方である．

★Strategy（経営戦略）

現在の医療を取り巻く環境の中で，大半の医療機関では収益性，医業収益と支出のバランスが大きな課題となっている．その中で我々は周術期における専門的口腔ケアの介入により，術後の発熱や誤嚥性肺炎を減少させ，早期退院により平均在院日数を削減したことをすでに報告した[5]．また最近の本院での検討において適切な口腔管理を行うと，検査，注射などの医療資源の投入費用の削減を見ることが示唆されてきた．すなわち「口腔ケア」は重要な経営戦略の一環と位置づけられるものと考えられる．

以上のように，口腔ケアは「3つのS」に代表されるような非常に大きな意味を持っている．しかし急性期病院などでは，多くの場合，看護師が口腔ケアに当たっているが，その対応する疾患が多岐にわたり，また患者の病状が不安定であるため過密な看護業務のなかで口腔ケアに多くの時間をさくことは難しい．そのため日常の看護業務の中で効率的に，かつ適切な口腔ケアを行うためには，看護師だけが担当するのではなく歯科従事者，言語聴覚士や栄養士などの複数の職種による「チームアプローチ」により対応することが望ましい．

以下，急性期病院における口腔ケアの実践例として，当院での周術期口腔ケアを中心とした取り組みを紹介する．

3. 当院での口腔ケアのチームアプローチ

現在当院では，図3に示すような様々な口腔ケアを行っている．

そのうち今回のテーマである「周術期の口腔ケア」に関しては，多職種参加型連携のチームアプローチが最も効果を発揮するシステムの一つと考えられるため，その実際の運用方法や看護師＋歯科との連携などを簡単に紹介したい．

```
外科系の周術期患者の口腔ケア
内科的疾患などでADLの低下した患者の口腔ケア
抗癌剤の化学療法，放射線治療施行患者の口腔ケア
糖尿病教育入院パスの口腔ケア
NSTの一環としての口腔機能評価
歯科衛生士による病棟回診
両親学級における集団指導
歯科人間ドック
```

図3　口腔ケアセンターでの業務内容

1 周術期患者への口腔ケア

すでに報告したように，周術期の口腔ケアは気管内挿管に伴う口腔内常在菌の気道内迷入を予防し，気道内分泌物中での異常増殖を防ぎ，術後の誤嚥性肺炎・発熱の予防を目的としている[5]．

この気管内挿管と肺炎の発生に関しては，後編の「ICUの口腔ケア」の中で，詳しく人工呼吸器関連肺炎（VAP）について述べられている．

また術後の絶食期間中には経口摂取時よりも口腔内常在菌が飛躍的に増大する．そのため術後早期に開始するプラークコントロールにより，できるだけ菌数の増加を抑制し，不顕性感染を防ぐことを狙いとしている．そして気管内挿管操作によって，動揺している歯が脱落することがあり，大きな問題になることがあるが，術前に診査することにより，そのリスク防止にも寄与できる．

また高度に細菌学的な清潔性が要求され，生体移植や人工物を体内に挿入する整形外科などの手術においては，大半の場合予定された手術であるため，手術直前ではなく，1～2ヵ月前から口腔内の管理を行っている．

次に当院が行っている周術期口腔ケアの具体的なシステムを概説する．

4. 周術期口腔ケアのシステム

1 外科系の周術期患者への口腔ケア

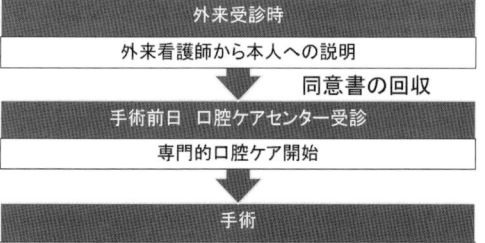

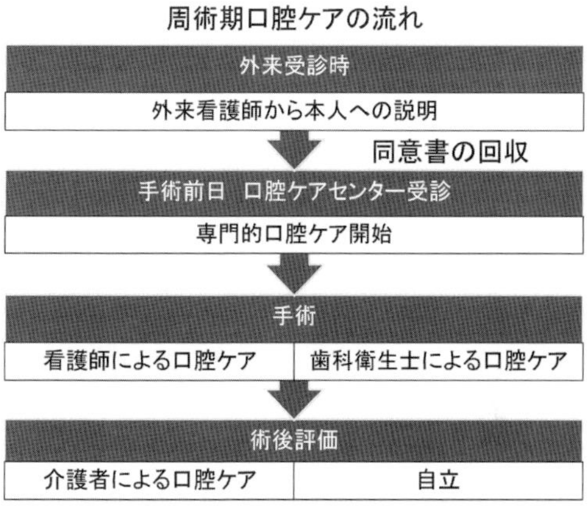

　外科系全診療科の全身麻酔（気管内挿管）手術を受ける中学生以上の患者で，口腔ケア実施について事前に同意が得られている患者を対象としている．また予定手術のみを対象として，緊急手術などは除いている．

　その具体的な方法は，図4に示す通りであるが，各科にて手術が決定した時点で外来看護師口腔ケアの必要性の説明を行い，患者の同意を得る．これは口腔ケアの実施には包括化医療制度（DPC）により決定される入院医療費に加えて，歯科の医療費が発生するため必ず事前に患者の同意を得ることにしている．

図4　周術期口腔ケアシステム

　入院後，対象となる患者は原則として手術前日に口腔ケアセンターに出診するが，病状によりやむを得ない場合には病室に往診し可及的に下記のケアを行う．

　その内容としては，歯科衛生士によるブラッシング指導や器械・器具を用いた専門術前口腔ケアを実施する．同時に歯石や舌苔の有無，義歯の清掃状態など，種々の項目について口腔内診査し，スコア化しチャート（図5）に記録する．また，挿管時問題となる動揺歯についても，著しく問題である歯に対しては主治医と連絡を取り，可能であれば歯科医師によって術前に抜歯する．

　また上述したように，当院では生体腎移植などの手術や整形外科的な人工骨頭置換術などの場合，大半の症例では予定手術であるため，手術の1～2ヵ月前の外来レベルから歯科による専門的な管理を行うようにしている．

　これは潜在的な歯性感染病巣が原因となる，これらの清潔手術後の病巣感染，不明熱などの予防を目的としている．また抜歯などの処置に伴って生じる一過性の菌血症が手術に与える影響などを考慮し，事前に口腔内の観血的な処置は完了するようにし，これらの前処置を行った上で通常の手術前日のケアを実施している．

　さらにこうして得られた情報を医療端末へ周術期口腔ケアの結果を入力することにより，手術に関わる医師や看護師などのスタッフが口腔に関する情報を共有することを可能にしている．また当院では一部帳票でのカルテ運用を行っているため，病棟カルテには図

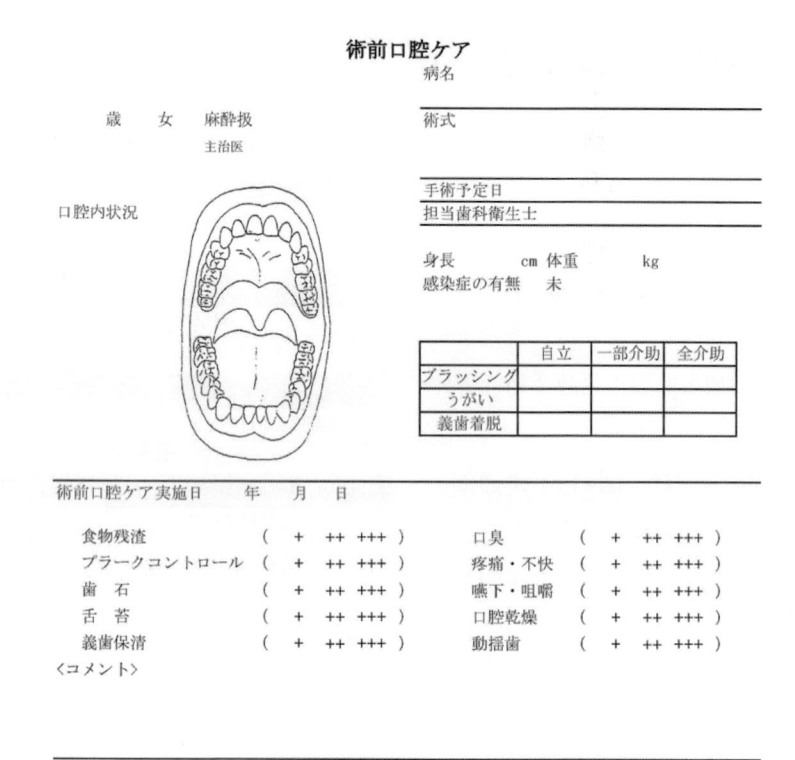

図5 術前口腔ケアチャート

5のチャートを添付し，病棟への申し送りを行っている．

手術当日は，入室前に患者自身で歯磨き・含嗽(がんそう)を実施し，手術後，帰室してからは，看護師による口腔ケアを実施する．

術後2日目以降は，患者の状態に応じ歯磨きなどの日常的口腔ケアや含嗽の介助を看護師により行う．しかし術前の診査にてリスクが高いと判断された患者に対しては，歯科衛生士も介入した口腔ケアを実施し，原則的に1週間以上のケアを継続する．このシステムは以前に報告したように手術後の在院日数の削減に貢献している．その理由は明らかではないが，現在のところ我々は下記のように考えている．

(1) 全身麻酔時の気管内挿管に伴う口腔内常在菌の気道内への迷入を術前からの口腔ケアで予防している
(2) 術中，後の人工呼吸管理中に貯留する気道内分泌物中での口腔内常在菌異常増殖を防ぐ
(3) 絶食期間中には経口摂取時より口腔内常在菌数が飛躍的に増大するが，術後早期に開始するプラークコントロールにより可及的に菌数の増加を抑制し不顕性感染を防いでいる

(4) 顎，顔面，口腔領域は中枢神経における比重が大きく，口腔ケアが中枢神経賦活効果をもたらし早期離床を促した

次に病院経営の面からこの周術期口腔ケアを見てみたい．すでに述べたように我が国の医療を取り巻く環境の中で，ほとんどすべての医療機関において経営的な対策は大変大きな問題となっている．

一般に急性期病院の経営効率の改善に当たっては「患者一人あたりの診療単価の増加」と「患者数の増加，在院日数の短縮」による医業収益の増加と「不要な支出の削減」が第一に挙げられる．すなわち急性期病院における平均在院日数の削減は入院収益の増収において非常に重要な課題であり，その経営状態に直結する問題となっている．現在の包括化医療制度（DPC）の中で，外科的な全身麻酔下手術を受けた患者の術後在院日数の増減に関しては各医療機関において経営面でも特に大きな関心が持たれ，様々なクリニカルパスなどを作製，活用しながらその対応に当たっている．

それに対して当院では周術期口腔ケアによる様々な効果を報告してきたが，これらは口腔ケアの「3つのS」のひとつ，Strategy（経営戦略）に大きく直結すると思われる．

2 内科的疾患，ADL低下患者に対する口腔ケア

当院のような急性期病院での内科的疾患の入院患者は，病状が軽快し，慢性期へと移行すると，ほとんどが療養型病床群や施設への転院，または在宅へと切り替わる．しかしADLの低下した患者は誤嚥性肺炎などを発症しやすく，また重症化しやすいため，施設や在宅から再び急性期病院へ逆戻りするといったケースも少なくない．

したがって急性期病院に在院中の段階から口腔ケアを行うことが有効であり，また患者やその家族にも内容や方法を理解させることが重要である．

その運用方法は図6に示すが，まず入院担当医や看護師が口腔ケア必要と判断し，患者の病態や依頼内容などを所定の依頼用紙に記載する．その際には前述の周術期患者と同様に原則的には患者，もしくはその家族や介護者に同意を得る．

実際のケアを行う場合，患者の全身状態，問題点を把握したうえで口腔内診査を行いケアのプランを立てる．これらをすべて口腔ケアカルテ（図7）に記載し，看護師にも視覚的に理解しやすいように

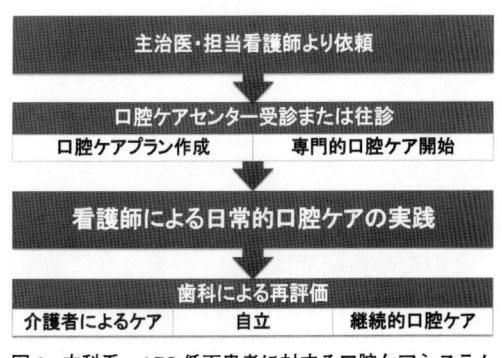

図6　内科系，ADL低下患者に対する口腔ケアシステム

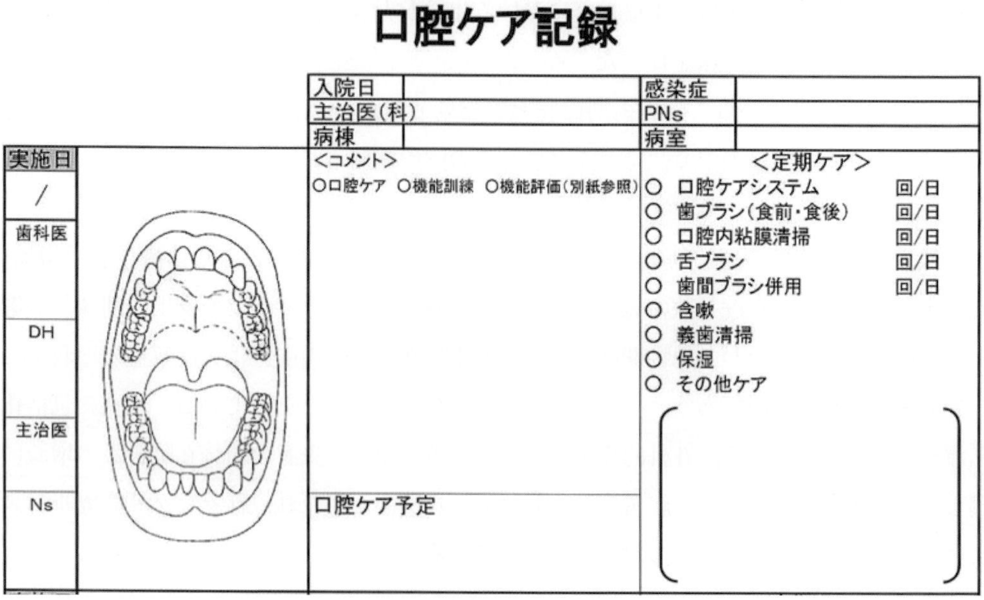

口腔ケア記録

入院日		感染症	
主治医(科)		PNs	
病棟		病室	

実施日　/
歯科医
DH
主治医
Ns

<コメント>
○口腔ケア　○機能訓練　○機能評価(別紙参照)

口腔ケア予定

<定期ケア>
○ 口腔ケアシステム　回/日
○ 歯ブラシ(食前・食後)　回/日
○ 口腔内粘膜清掃　回/日
○ 舌ブラシ　回/日
○ 歯間ブラシ併用　回/日
○ 含嗽
○ 義歯清掃
○ 保湿
○ その他ケア

図7　口腔ケア記録用紙

臨床的な所見を図示し，日常的に行うべきケアの内容を記入する．担当医や看護師と情報を共有できるようにし，それを反映した看護ワークプランに基づいて看護師や介護者が毎日の定期ケアを行っている．その後，少なくとも週一回は歯科医師，歯科衛生士による再診を行い，口腔内の変化を評価して定期ケアのプランを再作成する．その変化に応じ方針変更するとともに，看護師や介護者に再指導を行っている．

また療養型施設への転院や在宅への移行時には口腔ケアサマリーを作成し，現在の口腔内の状況や，適した口腔ケアの方法を記載して，円滑な引き継ぎへの配慮を行っている．

3 その他

急性期病院では悪性腫瘍への治療法として，化学療法や放射線療法が行われている．これらの口腔領域での副作用としては口内炎，口腔乾燥，歯周病，う蝕，真菌感染症，味覚障害，口腔内出血などが挙げられる．その中でも口内炎は化学療法開始から1～2週間程度で起こりやすく，炎症が広範囲になると著しい疼痛を伴い，経口摂取や会話が困難になり，患者のQOLが低下する．

そのため当院では入院，外来ともに治療内容が決定した時点で，外来化学療法室や外来各診療科の看護師などが「適切な口腔ケアにより，口腔内の細菌数を減少させ，感染を予防すること」の必要性を説明し，口腔ケアセンターへの導入を行っている．

それ以外にも当院の糖尿病センターを通して，栄養士やリハビリと連動して行う糖尿病教育入院患者への口腔衛生指導がある．これは糖尿病患者特有の口腔に関する病態に応じた患者指導，啓蒙を行っている．また言語聴覚士と連携して摂食嚥下障害患者への口腔機能評価を実施し，また妊産婦に対する両親学級への歯科としての参画，人間ドックの一環である歯科ドックなどの業務を行っている．

5．一歩進めた周術期口腔ケア

本編では急性期病院における周術期の口腔ケアに関して述べてきたが，最後にその他の周術期口腔ケアについて紹介したい．

当院でも移植手術等に対しては入院前の段階から，歯科による口腔内への配慮を行っていることはすでに述べた．しかし当院のような診療科の中に歯科がある総合病院においてはこのような試みは非常に効果的であると思われるが，残念ながら我が国では歯科医療従事者が常時勤務していない医療機関や療養施設の方がはるかに多い[2]．非常勤で「歯科」が勤務するケースもあるが，マンパワーの問題もあり，歯科が患者すべての口腔環境をチェックすることは難しい．このことに対する解決方法の一つはすでに静岡，宮城，広島で始められている歯科医師会を中心とした，地域連携による口腔ケアであると考えられる．その代表的な例として，あるセンター病院と歯科医院との連携方法を紹介したい（図8）．

ここでは悪性疾患の患者を中心として，手術などの入院治療が決定した場合，比較的早期から病診連携をとり，医科と歯科の機能連携を図っている．その結果，患者のQOL向上や医業収益的なメリットを得られたと報告されている[6]．この取り組みも多くの急性期病院に「歯科」がない現状においては非常に有効な取り組みと考えられる．

一方，米国ではNational Institute of Dental and Craniofacial Researchを中心として「がんと診断されたら，治療を受ける前にまずデンタルクリニックを受診してケアを受けよう」というキャンペーンが行われ[7]，がん治療と口腔ケアとの関係についての理解が広がっている．これも一つの「周術期口腔ケア」の実践と啓蒙に向けての具体的な方法であるといえよう．

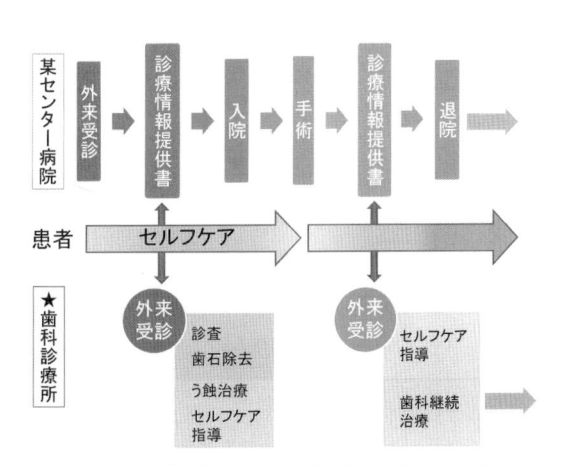

図8 地域連携による周術期口腔ケアの1例

6.「口腔ケア」と「口腔管理」のチームアプローチ 〜口腔ケアの新しい可能性〜

　現在「歯科」を有する病院は，全国に1,500施設ほどで，その他の大半の病院，施設は看護職や介護者が入院患者の毎日の口腔ケアにあたっている．今回紹介した当院の急性期病院は，診療科としての歯科を有する総合病院のメリットを最大限に生かして，患者を中心とした看護部と歯科のチームアプローチを具体的に実践しているよい例であろうと思われる．

　本編のはじめに口腔ケアは3つのSがキーワードであることを述べた．これらを達成するためには，今まで漠然と議論されてきた口腔ケアを，「口腔ケア」と「口腔管理」に分けて考えることを我々は提唱している．我々が考える「口腔ケア」とは看護職や介護，在宅において患者に最も近いところで日常行われているケアである．「口腔管理」とは，①専門的口腔ケア，②ケアを実施しやすい環境を整備，提供するための（歯科）治療，③口腔機能，あるいは摂食・嚥下訓練，④患者・家族への保健指導などが該当し，主に歯科医療従事者が担当することが望ましいと考えられている[6]．

　また口腔の専門職種としてケアの必要度・難易度・緊急性などを考慮した総合的な判断や，多職種との連携とその調整も口腔管理に含まれると思われる．

　今回のテーマである口腔ケアの多職種でのチームアプローチとは，それぞれの職種による「違い」を十分理解した上で，「口腔管理」と「口腔ケア」が有機的に連携してのみ成立するものと考えられる．

　以上述べてきたように「口腔ケアの本来の目的」とされている入院患者のQOL，看護の質の向上や経口摂取支援に加えて，口腔内環境の悪化が引き起こす様々な疾患の予防，病院経営上の有用性をもたらす重要な戦略として側面が明らかになってきている．

　このことは今まで「看護」と「歯科」の領域で独立して議論されることが多く，また医業収益という実学的な側面から語られることが少なかった「口腔ケア」が，多くの職種によるチームアプローチによりもたらされる，まだ多くの潜在的な効果，新しい可能性を秘めていることを示唆している．

参考文献

1) 鈴木俊夫監修：口腔ケア実践マニュアル，日総研出版，p.13，1994.
2) ヴァジニア・ヘンダーソン著，湯槇ます，小玉香津子訳：看護の基本となるもの 改訂版，日本看護協会出版会，p.13，1973.
3) 厚生労働省委託補助事業「病院歯科における口腔ケア実施に関する実態調査」，8020推進財団，日本病院歯科口腔外科協議会，p.38-52，2004.
4) 鴨井久一，他編：Preventive Periodontology 臨床を支えるサイエンスを知る・唾液検査を活用する・生活習慣病を予防する，医歯薬出版，p.68-77，2007.
5) 大西徹郎，他：周術期における口腔ケアの有用性についての検討，看護技術 2005: 51; 70-73.
6) 臼渕公敏，他：頭頸部がん患者に対する一般歯科診療所における口腔ケアの試み，宮歯会報11，宮城県歯科医師会，p.4-7，2007.
7) Three good reasons to see a dentist before cancer treatment, National Institute of Dental and Craniofacial Research, NIH Publication 2006: 09; 5494.
8) 寺岡加代，他：平成19年度報告書「入院患者に対するオーラルマネジメント」，8020推進財団，p.6-17，2008.

Ⅱ ICUの口腔ケア

1．ICUについて

　ICU（Intensive Care Unit）は「内科系，外科系を問わず呼吸，循環，代謝のほか重篤な急性機能不全の患者を収容し強力かつ集中的に治療看護を行うことにより，その効果を期待する部門である．」と定義されている．そのため，もとの疾病治療というよりは，治療の過程において重篤な症状が発生した場合に利用される施設である．また近年では対象とする患者の病態によって，さらに専門的細分化されている施設もある．

◇**CCU（Coronary Care Unit）冠疾患集中治療室**
　循環器系，特に心臓血管系の疾患を抱える重篤患者を対象としたもの．

◇**SCU（Stroke Care Unit）脳卒中集中治療室**
　脳卒中患者を対象としたもの．

◇**SICU（Surgical Intensive Care Unit）外科系集中治療室**
　従来の「術後回復室」が高度化したもので，主に全身麻酔による外科手術直後の患者を，容体が安定するまで短期間（当日～2日程度）収容する．

◇**NCU（Neurosurgical Care Unit）脳神経外科集中治療室**
　脳神経疾患や頭部外傷での脳外科手術後に収容される．

◇**NICU（Neonatal Intensive Care Unit）新生児集中治療室**
　新生児用の集中治療室のこと．産婦人科に併設され，新生児のうち極低出生体重児や仮死新生児など，集中治療が必要な患者を対象としたもの．

◇**KICU（Kidney Intensive Care Unit）腎疾患集中治療室**
　腎臓疾患患者を対象としたもの．

◇**PICU（Psychiatry Intensive Care Unit）精神病集中治療室**
　基本的に精神科病院に設置されており，精神病急性期患者を集中治療するものと，精神病以外の内科疾患を併発している患者を集中治療するものに分けられる．

◇**PICU（Pediatric Intensive Care Unit）小児集中治療室**
　心臓病をはじめとする難病疾患をもつ小児患者や，救急搬送された重篤な小児患者を収容する．

◇**RCU（Respiratory Care Unit）呼吸器疾患集中治療室**
　重篤な呼吸器疾患患者を対象としたもの．

◇MFICU（Maternal Fetal Intensive Care Unit）母体胎児集中治療室

合併症妊婦などハイリスク妊娠や切迫流産の可能性の高い妊婦に対応するための，いわゆる産科ICU．

◇HCU（High Care Unit）高度治療室／ハイケアユニット

ICUよりはやや症状の安定した患者を対象に，ICUから一般病棟に移動させる際に経過を観察したりするために用いられる．

以上のように疾患，病態などにより各種のユニットが活用されている．

2．ICU入室患者の特徴

患者はベッド上安静，心電図モニター，動脈血ライン，末梢静脈ライン，中心静脈ライン，気管内挿管（気管切開）人工呼吸管理など，通常外来に訪れる患者や一般の入院患者とはその環境がかなり異なる．全身状態は不安定な場合がほとんどで，わずかな体位変化によっても循環動態の変動を招く危険もある．さらに患者自身は意識がないかあるいは低下している場合が多く（鎮静状態も含め）ほとんどの場合が全介助を必要とする．

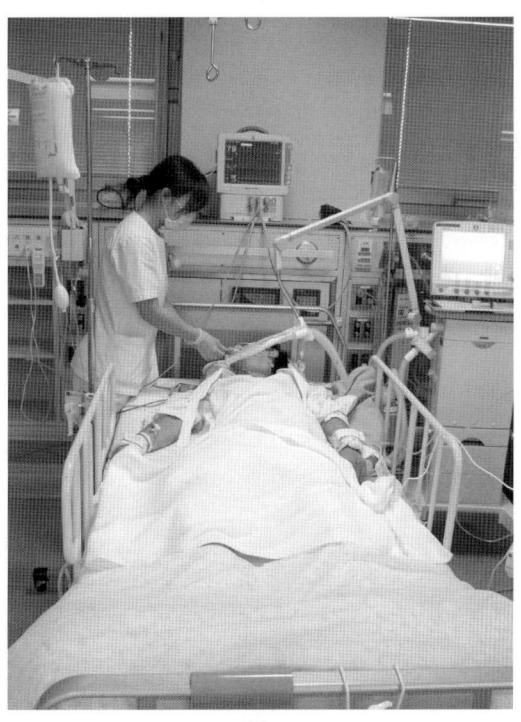

図1

3. ICU入室患者の口腔内の特徴とケア上の注意点

　人工呼吸器管理患者はもとより，ほぼ全ての患者で口腔内乾燥が認められる．口腔ケアを行うにあたっては先ずは口腔粘膜の保湿が重要となってくる．ケア前・後には必ず保湿剤を塗布する事が重要である．気管挿管患者（気管切開を含む）では口腔ケア前にカフ圧を上げ，気管へのたれ込みを防止する方法をとる施設もあるが明確な科学的根拠があるわけではない．カフ圧を上げることより，ケア前後に十分なカフ上吸引を施行することが重要と考える．さらに経口挿管の場合はケアを進める上でチューブ固定位置を変更し，口腔ケアのムラが無いよう注意を払うことが重要である．

4. ICUにおける口腔ケアの重要性

　ICUにおける口腔ケアは，感染対策上，主要な手段として重要とされる．重症患者を治療，管理していく上での大きな問題となるのが院内感染対策であり，ICU入室患者においてはIVH挿入，尿路カテーテル挿入，気管内挿管（経口，経鼻，気管切開）など感染を起こしやすい条件は整っている．それゆえICUでの管理には感染リスクを最小限にする努力が払われている．院内感染肺炎は院内感染全体の15％を占めているといわれ，尿路感染についで二番目に多い．そして，細菌性の院内感染肺炎の主な危険因子は（気管内挿管を必要とする）人工呼吸である．実際，継続的に人工呼吸を受けている患者は人工呼吸を受けていない患者と比較して，院内感染肺炎を発症する危険性が6～21倍高い．特に，人工呼吸器関連肺炎（VAP: ventilator-associated pneumonia）は致死率が高く，院内感染による全死亡率の60％を占めている．したがって，VAP対策はICUのみならず大変重要な院内感染対策である．2004年，CDC（米国疾病予防管理センター）は「医療ケア関連肺炎防止のためのガイドライン」を公開した[1]．このガイドラインの中で，CDCはVAP対策の一つとして，人工呼吸器装着患者における口腔ケアの重要性を強調している．実際，生体消毒薬であるグルコン酸クロルヘキシジン（0.12％濃度）が心臓手術を受けた患者における気道の病院感染の発生数を減らすために，周術期の口腔内洗浄薬として用いられ成功しているからである[2]．

5. ICUにおける口腔ケアの実際

　ICUを含め病棟での口腔ケアは各施設により（歯科衛生士の有無も含め）種々取り組

みが行われている．本稿においては当院（県西部浜松医療センター）での取り組みについて説明する．ICUにおける通常の口腔ケアは主に看護サイドで行われている．口腔ケアプランはICUスタンダードとNsスタンダードの2種類に分かれており（表），ICUスタンダードは気管内挿管患者に対して，Nsスタンダードはその他のICU入室患者に対し，日勤，準夜，深夜の各勤務帯に一回施行（3回／日）されている．

表　実施口腔ケアプラン

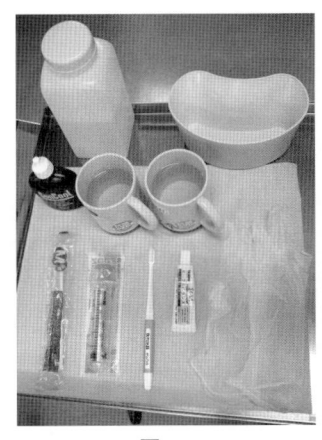

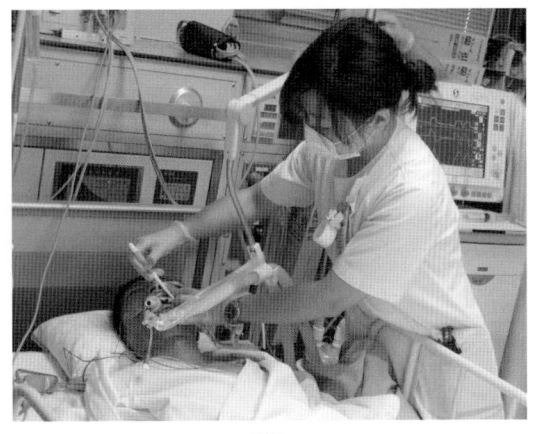

ICUスタンダード（挿管中患者）	Nsスタンダード
ICU看護師　2名	ICU看護師　1名
10分程度	5分程度
痰の貯留を聴取確認必要時気管吸引施行	
カフ圧チェック	義歯洗浄
保湿	うがい・保湿
スポンジブラシ清拭	うがい・スポンジブラシ清拭
歯磨き・洗浄	歯磨き・洗浄・うがい
舌苔・粘膜のケア	舌苔・粘膜のケア・うがい
抗菌薬・保湿剤の塗布	抗菌剤・保湿剤塗布
カフ圧チェック	義歯装着

図2

図3

◇**口腔ケアに使用する物品**（図2）

　コップ，水，20ccシリンジ，歯ブラシ，舌ブラシ，スポンジブラシ，口腔用保湿剤，クロルヘキシジン含嗽薬，固定用テープ，温タオル，ひげそり，手袋，ゴーグル，マスク，ビニールエプロン，バイトブロック

◇**ICUスタンダード　口腔ケア手順**

①患者への声かけ

②看護師2名　ゴーグル，マスク，手袋，ビニールエプロンを装着

③痰の貯留を確認し必要時吸引を行う．このときに口腔内の唾液等も十分に吸引する

④コップに水とクロルヘキシジン含嗽薬を入れ準備する

⑤口唇部に保湿剤を塗る

⑥挿管チューブのカフ圧をパイロットバルーンで確認する．カフ圧計があれば使用する．

⑦挿管チューブとバイトブロックを固定しているテープを1本とりバイトブロックを外す（ケア後バイトブロックは新しいものと交換）

⑧口腔内の水分を十分に吸引する

　口腔内に乾燥がみられる場合はまず保湿剤を口唇から内面，頰粘膜へと塗り広げる

⑨看護師1名が挿管チューブをしっかりと持ち固定する

⑩もう一人の看護師がクロルヘキシジン含嗽薬入り水をつけた歯ブラシ，あるいはスポンジブラシを使用しブラッシングを行う．適宜シリンジで水を流し吸引をしながら洗浄する

⑪スポンジブラシで頰粘膜，口蓋粘膜をきれいにふき取る

⑫舌は舌ブラシを使用し清掃する

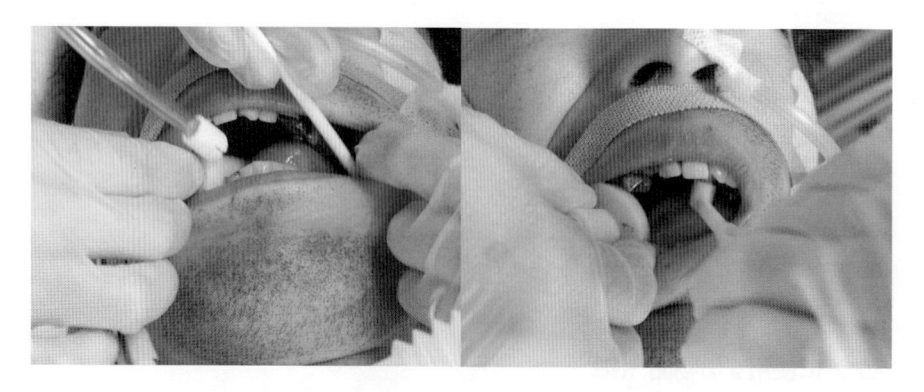

⑬最後にクロルヘキシジン含嗽薬をスポンジブラシに浸し，歯，歯肉部に塗布．粘膜には保湿剤を指またはスポンジブラシで塗布し，余剰の水分は吸引し終了する．

⑭顔を拭く（男性の場合はひげを剃る）
⑮口腔内の吸引，カフ上吸引を十分に行う
　挿管チューブをケア前と反対側の口角で固定する．挿管チューブの固定が何cmかを確認しチューブをテープで固定する
⑯バイトブロックを入れ，テープ固定をする
⑰両肺の呼吸音，胸郭の動きを確認　終了

以上の手順で日常の口腔ケアを継続している．さらに看護師の通常口腔ケアでは対応が困難患者に対しては歯科衛生士，歯科医師が協力して処置に当たっている．

参考文献

1) CDC. Guidelines for preventing health-care-associated pneumonia.
   http://www.cdc.gov/ncidod/hip/guide/CDCpneumo-guidelines.pdf
2) DeRiso AJ 2nd, Ladowski JS, Dillon TA, et al: Chlorhexidine gluconate 0.12％ oral rinse reduces the incidence of total nosocomial respiratory infection and nonprophylactic antibiotic use in patients undergoing heart surgery. Chest 1996; 109:1556-1561.

7章 療養病床における口腔ケア

1. 慢性期医療を支える療養病床

　現在，病気のステージ（時期）によって，病床は急性期と慢性期に分けられており，主に慢性期の医療を担うのが療養病床（療養型病床群）と呼ばれる病棟である（図1）．2008年の調査では日本国内に4,067病院，33万9,358床の療養病床がある．療養病床にはいくつかの病床区分があり，最も多いのが医療保険対応の療養病床で，次いで介護保険対応の療養病床である．これらの病床の多くには慢性期疾患を有する高齢者が入院しており，要介護高齢者の医療が進められている．

　療養病床は平成5年に制定された病院基準で，一般病院と比較して療養環境をより整備した施設基準があり，特に長期療養に配慮して設備面の充実を図っている．以後平成15年までに多くの老人病院がこの療養型病床群へ移行した．

　療養病床は1ベッドあたりの床面積が6.4m^2（通常の病院は4.3m^2）以上，廊下の幅2.7m（通常は1.6m）以上と広く，4床部屋以下の病室にすることや，機能訓練室・食堂・談話室・浴室を持つことなどが規定されている．

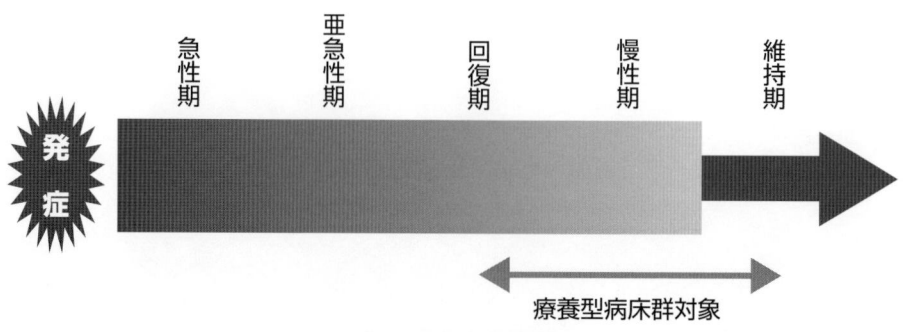

図1　療養型病床群
発症から急性期を経て慢性期，維持期に到達した患者が療養病棟に多く入院している．

2. 療養病床に入院する患者の特徴

　療養病床に入院する患者は慢性期疾患を有しており，主にリハビリテーションを主体とした療養が行われている．しかし，入院生活の背景には種々の要因がからんでおり，「療養病床に入院している＝リハビリテーション主体としている」という簡単なことではない．多く見られる入院患者の種々の背景要因を挙げておく．

❶ リハビリテーションによる機能回復を目的とし，家庭復帰もしくは家庭介護を目指して療養している患者

　近年増加しつつある脳血管障害の慢性期に，後遺症の麻痺や失認などをリハビリテーションにより回復もしくは改善させて，家庭での生活に復帰する目的を持つ患者である．
　比較的若年層で過去に脳血管障害の発作を起こしたことがないなど，復帰に向けた条件がそろっている患者で，おおむね回復期リハビリテーション病棟などに入院しており，入院期間も3ヵ月から6ヵ月程度と短期である．

❷ 特別養護老人ホーム（介護老人福祉施設）など，他の介護施設への入所待ち患者

　高齢で介護保険の適用範囲となる要介護状態で，特別養護老人ホームなどの介護施設への入所待機として入院している患者も，療養病床に入院しているケースが見られる．
　一時は社会的入院などと言われ，入院期間の制約などを社会保険制度に設けることなどで相当数の減少があった．しかし，現在でも介護施設への入所は1年から3年待ちなどと言われ，家庭介護困難な患者で，「入所待ち」と呼ばれる入院も未だに見られるのが現状である．

❸ 状態が重度で，厳重な医療管理下で療養を続ける必要がある患者

　介護保険適用の患者で，疾患の状態が重度，厳重な医学管理を必要とし，他の介護施設への入所が困難な患者は，介護保険適用の療養病床に入院している．
　このような患者は「重度療養管理」が必要な患者と呼ばれ，近年徐々に増えつつある．ただし，介護保険適用の療養病床は多くの病院で満床の状態が続いており，入院するには他の介護保険施設と同様に長期間の待機が必要である．

❹ 重度認知症の患者

　重度認知症があり，問題行動や徘徊，入所施設からのエスケープなどを度々繰り返す

重介護が必要な患者は，精神科療養病棟に入院させるケースが増えている．

問題行動を抑制したり，鎮静化させるためには薬物によるコントロールが必要であり，精神科専門医の管理が必要である．介護老人福祉施設やグループホームなどの入所者で一時的な認知症の悪化時も入院することがある．さらに特殊疾患を持つ患者で認知症を併発している患者が入院する施設として精神科特殊疾患病棟がある．

5 在宅などで急性症状を発症した患者

療養病棟でも，長期療養の患者ばかりでなく急性期症状をもつ患者も入院している．脳梗塞後遺症から嚥下障害があり，誤嚥性肺炎などを起こし急性症状を呈する患者や，夏場には水分補給の不足から脱水症状を呈する症状をもつ患者，さらには保存的治療を行う脳血管障害，認知症の一時的な悪化による不穏や興奮症状をもつ患者も療養病棟に入院している場合があり，症状の軽快とともに受け入れが可能であれば在宅や施設へと退院していく．

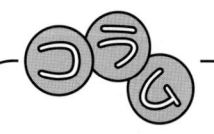

コラム　毎日歯磨きしていても，むし歯ができるのはなぜ？

よく歯磨きをする人でもむし歯になりやすく，逆にちっとも磨かない人でもむし歯が少ないという話をしばしば耳にする．本当にそんなことがあるのだろうか．むし歯は歯の質が硬ければなりにくく，軟らかければなりやすい．これは遺伝ではなく，小さいときの食生活で決まるといっても過言ではない．さらにむし歯の原因菌であるミュータンス菌が多い人もむし歯になりやすい．3歳くらいまでに両親や祖父母などから口移しで食べさせてもらうことによって，本来は口腔内には存在しないミュータンス菌が感染し増加することでむし歯になりやすくなる．また，食物の形態や食べる時間などによってもむし歯になりやすい環境になる．つまりはブラッシングだけでむし歯はコントロールできないということになる．一方，ブラッシングをしないと歯周病は確実に進行する．歯面に形成された強固なバイオフィルムを除去するPMTC（専門的機械的歯面清掃）を定期的に行うことが，むし歯も歯周病もその罹患を優意に減少させるという報告がある．

（足立　了平）

3. 全体業務に口腔ケアをどう取り入れるか

療養病床における口腔ケアの導入においては，ケアプランに口腔ケアのプランを盛り込むことが重要である．療養病棟では種々の介護業務があり，その合間を縫うようにしてリハビリテーションや食事，看護業務が行われている．これらのケアを効率的に提供しつつ，口腔ケアを導入するためにはケアプランの作成が必要不可欠である．

1 アセスメント

1) **アセスメントを取る前に**：歯科関係者がアセスメントを行う場合，対象となる入院患者にかかわるすべての職種と出来るだけコンタクトし，情報の提示を受けるべきである．特にケアマネジャーとのコンタクトは重要で，合わせて対象入院患者の口腔に関する情報提供も行い，相互の密な意思疎通を図る．

    また看護職がアセスメントを行う場合は，必ず歯科専門職にアセスメントの手助けを依頼するようにする．

2) **アセスメントの実施**：事前に入手できる情報を充分に把握し，入院患者の全身および口腔のアセスメントを行う．この時，口腔疾患〔う蝕（むし歯）や歯周病，口内炎など〕ばかりに気を取られないよう注意する．口腔の問題＝口腔疾患という図式は口腔ケアとしてはあまり役立たないことを知っておく．

    口腔ケアは歯科治療のメンテナンスではなく，あくまでも独立したケアであり，口腔の自立清掃が失われた人のケアのため，口腔疾患の治療を目指した口腔ケアプランを導かないように注意する．

3) **問題の選定**：アセスメントされた各項目から，入院患者の口腔ケアの問題点を抽出する．問題点として抽出される多くは，①なぜ口腔清掃の自立性が失われているか，②それによって口腔がどのような状況になってしまっているか，③さらにはそのために食行動やコミュニケーションに重大な障害が起こっているのか，ということに集約される．

    具体的な方法を考えるための前段階であるので明確な問題点として捕らえる必要がある．

2 ケアプランの作成

1) **実施可能なプランを計画する．**

    「必ず1日に3回の口腔ケアを行わなくてはならない」などということではなく，実

施可能なケアプランを提供することに第1主眼を置く．

2）リハビリテーションの可能性も考慮に入れた自立支援は口腔ケアにも応用できる．

　歯みがきや歯口清掃の自立や摂食の自立は，生活の活動性にそのまま結びつくと言える．時間がかかるからといって口腔ケアや食事介助を介護者が全て行うというのでなく，見守りや声かけを十分行い患者自身にできるところまで行わせて，残った部分を介護者が仕上げするという方法をとる．摂食の際も，手の不自由な人でも持ちやすいスプーンに改良することや，食物を取りやすい形状や固さに調整するなどの工夫も自立支援に向けた工夫といえる．

3 ケアの実施と再評価

　ケアプランが決定し，そのケアプランに沿って口腔ケアの提供がなされた後，必ずその口腔ケアプランへの再評価を行う．

　療養病床に入院中の患者では，はっきりとした結果や効果が目に見えるようになるまで時間のかかることが多いばかりでなく，まったく効果が見られないことも決して少なくはない．効果がはっきり現れないためにケアの提供が漫然と行われるようになる危険性も高く，さらには当初の意欲が薄れ，ケアの質が低下してしまうことも散見される．このようなことを防止する意味でも，ケアプランの再評価を行うべきであり，効率的なケアの提供を行う観点からも各種の変更も視野に入れ，再度ケアプランを立て直すことも必要である．

【ケアプラン事例】(表1)

◎82歳男性

【現病歴】：2004年春までは，自立した生活を送っていたが，夏ごろより急激なADL低下を示し，近隣の病院へ入院，急激なADL低下は無くなったものの，寝たきり状態となる．リハビリ目的のため，2005年4月当院へ転院となる．

【主病名】：多発性脳梗塞，廃用症候群

【既往歴】：高血圧症，糖尿病

【アセスメント】

　○精神機能：
　　(1) 記憶：長期記憶には問題はないが，短期記憶にやや障害が認められる．
　　(2) 見当識：軽度障害が認められる．
　　(3) 認知能力：やや障害有り．

　○コミュニケーション能力
　　ややゆっくりではあるがコミュニケーションをとることは十分可能

　○ADL
　　ほぼ全介助，一部摂食時にはスプーンは持てるが，全量摂取には介助が必要．

　○身体機能
　　左右側不完全麻痺．動作は寝返りのみ自力可能

　○気分と行動
　　車いす騎乗可なのでレクリエーションへの参加も積極的に行っている．
　　性格は穏やかでケアへの抵抗も少ない．ただし，病識はあまりない．

　○栄養状態
　　(1) 経口摂取．嚥下状態に不安があり，口腔内に残渣多量．
　　(2) 全粥　きざみ食
　　(3) 栄養状態は良く，血液検査でも異常は見られない．
　　(4) ここ3ヵ月間の体重，水分摂取量に変化は見られない．

　○薬　剤
　　高血圧のため降圧剤の服用がある．

　○歯および口腔の状態
　　(1) 歯は20本残っている．
　　(2) 義歯の使用はない．
　　(3) 歯口清掃状態は不良で全歯に歯石，プラークの付着が見られる．
　　(4) 降圧剤の服用により，上下顎前歯に歯冠部3分の2程の歯肉増殖が見られる．
　　(5) 食後の口腔ケアに対しての抵抗はないが，うがいはあまり上手くできない．

【問題点の選定とケアプラン】

・嚥下障害の精査と，状態の評価およびその対応について
　口腔内の残渣や食事時のむせなどを評価し，嚥下障害の判定を行う．特に口腔期障害に対して行える「口腔機能向上のための口腔ケア」の方法を選択する．

表1 口腔ケアプラン

口腔ケアプラン 対象者氏名 ○× ○雄 殿 作成日 平成17年12月20日 作成者						
長期目標		在宅生活に向けた口腔機能の向上と経口摂取の維持および食形態の向上			
短期目標		・経口摂取維持のための口腔機能向上 ・口腔清潔の確保			患者サイン	
目　標	い　つ	場　所	内　　容			担当者
日常行われる口腔機能向上，及び口腔衛生	毎食前 食中 食後	洗面所 または 食堂	・食前に嚥下体操，柔軟運動を実施し，嚥下前準備を行う． ・食事介助時に連続的に口腔内に入れないよう注意する．1回ずつの嚥下を確認する． ・食後，食物残渣を観察し，うがいできれいにする．歯は歯ブラシで磨き，清潔にする．			ケアワーカー 看護師
専門的口腔ケアの実施および嚥下機能評価	2週間に1回程度	ベッドサイドまたは訓練室	・定期的に歯科衛生士の専門的口腔ケアを受ける． ・同様に言語聴覚士の機能訓練も実施する．（具体的内容） ①口腔周囲筋の廃用萎縮を防止するため，口腔周囲筋のストレッチや発音訓練，頭頸部の回転運動，マッサージなどを併用した口腔機能向上訓練 ②歯頸部，歯間部の徹底的清掃，特に歯間ブラシを使用し，食片圧入の除去 ③歯牙，口腔粘膜の異常発見			口腔衛生に関するケアは歯科衛生士 訓練部分は言語聴覚士

4. 状態別口腔ケアの方法

　口腔ケアを提供する際にまず問題となるのは，患者の状態である．この項では，療養病棟に多くみられる患者の状態別口腔ケアの注意点をまとめる．

1 意識障害がある患者の口腔ケア

　意識障害は，脳血管障害や痴呆症末期，重度の脱水症などで起こり，意識がないかまたはそれに準ずる状態（意識が清明でない）であることを言う．経管栄養の場合が多いが，なかには流動食を経口摂取している場合もある．療養病棟では多く見られる状態であり，意識障害の患者の口腔ケアは常に問題となる．

チェックポイント1　口腔の異常を患者本人が訴えられない．

　口腔の異常を訴えられないため，う蝕，歯肉膿瘍から粘膜疾患，誤嚥に至るまでありとあらゆる口腔疾患や外傷が起こる危険性が高いことをまず認識しなくてはならない．

　そのため，口腔ケア時には十分な観察を行う．療養病棟での口腔ケア実施の中心者である看護・介護職には歯科知識がない場合が多いため，定期的な歯科検診（診察）をケアプランに入れFollow upに努める．

チェックポイント2　口腔ケアに抵抗を示す場合が多い．

　口腔ケアを始めようとしても開口してくれない場合が多く，看護・介護職はその時点であきらめがちである．意識障害で開口してくれない患者は，認知症などの精神疾患を持つ患者と比べ，抵抗が少ないため，一時的に開口させバイトブロックなどで開口を維持して口腔ケアを行う（図2, 3）．

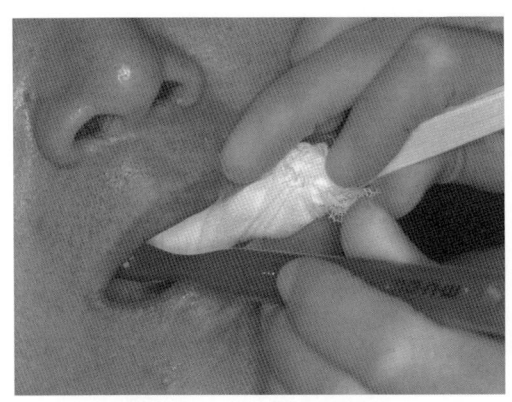

図2　開口器を入れた状態で歯磨きを行う

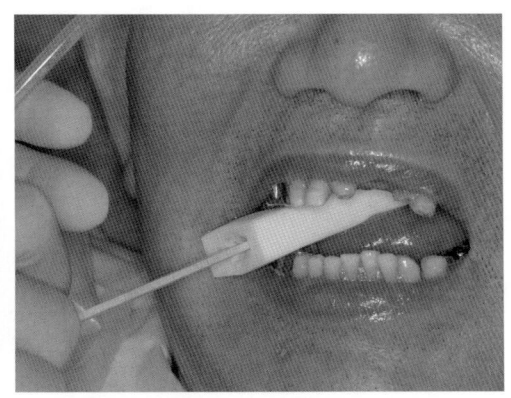

図3　近年発売されたオーラルバイト
（井上アタッチメント）
開口しづらい患者の口腔ケアを行う時に用いる開口器として優れている．

> **チェックポイント3** 嚥下障害を持つことが多く，誤嚥の危険性がある．

口腔ケア時に汚れた唾液などを誤嚥させないように，吸引を常時行う．また，うがいが出来ない場合，口腔ケアを行いながらガーゼなどで汚物を常に拭き取る方法でも良い．

2 麻痺がある患者の口腔ケア

脳梗塞後遺症，脳出血後遺症，多発性脳梗塞などの脳血管障害では，身体の半側麻痺と同様に顔面の半側に麻痺を生じている場合が多い．特に要介護高齢者では脳梗塞後遺症の後，多発性脳梗塞が進行し徐々に顔面の運動機能や顎運動機能が低下してくるケースが多く，麻痺の程度があまり顔面上にはっきりと現れないこともある．

進行と同時に嚥下機能も低下するため「食事がうまくとれない」という訴えも増加する．ただ，顔面神経麻痺などのように明確な麻痺状態を呈するものは少なく，機能的口腔ケアにて機能維持を図る（図4）．

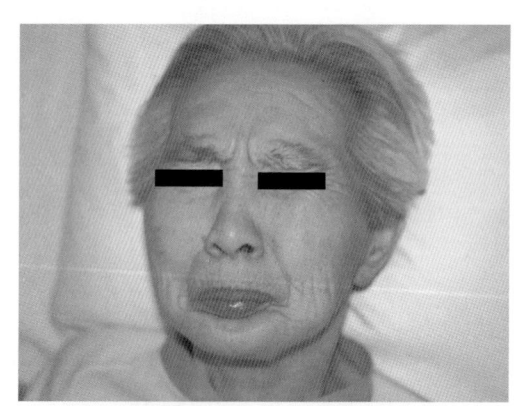

図4 脳血管障害による顔面麻痺の患者
やや麻痺側に力のなさを感じる程度の麻痺．明らかな左右側の違いが見られないこともある．

チェックポイント1 食渣が麻痺側に停滞することはよく知られている．

口腔清掃時に麻痺側に停滞している食渣には注意すべきであり，特に頬部に残る食渣は頬を伸展し充分に観察をしないと発見することが困難である（図5）．

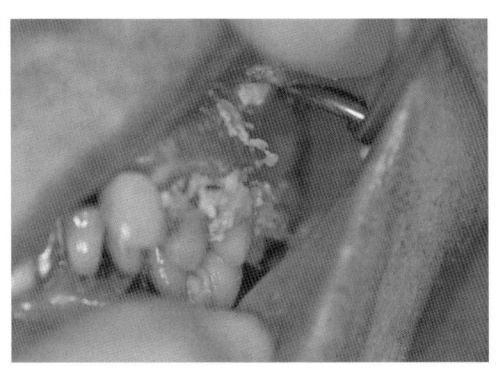

図5 頬部に残った食渣

チェックポイント2 脳血管障害での顔面麻痺では，口腔ケアを行うことで進行を遅らせることが可能である．

口腔ケア施行時に，筋ストレッチやアイスマッサージなどを併用するよう指導する．特に食事前に行う嚥下体操は有効で，病棟全体で食事前に嚥下体操を行っている療養病棟もある．

チェックポイント3 脳血管障害の後遺症で頭部の半側麻痺を持つ患者では，空間失認・認知障害を起こしているケースが見られる．

このようなケースでは顎運動の不調和が見られることがあり，義歯の不適合を訴えることが多い．特に長期間の麻痺で，顎位が変異して義歯使用自体が困難になっているケースもある．

チェックポイント4 重度の顎運動障害がある場合

義歯の調整だけでは咀嚼力の回復が望めないことがあり，介護者・家族などに充分な説明を行い，軟食や刻み食，あるいはミキサー食などの摂取を指導する．

3 口腔乾燥がある患者の口腔ケア

療養病棟に入院中の要介護高齢者では，年齢による唾液腺の機能低下・代謝の低下・血圧降下剤の服用・経口摂取不可能・咀嚼障害・各種感染症における発熱などで口腔の乾燥を伴っているケースが多くなる．口腔乾燥症は義歯の不調や口腔粘膜疾患を招くだけでなく，味覚の低下・口腔不快感・口腔の不潔をも招くため，要介護高齢者の口腔ケアでは

口腔乾燥症に対応した口腔ケアが必要である．

1）脱水による口腔乾燥

　高齢者では若年者と比べ脱水による口腔乾燥が多いと言われている．高齢者の脱水は加齢に伴って細胞内液が減少し電解質バランスの均衡が失われるケースが多く，重度になると発熱や心不全を起こす．血液検査にて腎機能・ヘマトクリット値などが脱水に関して敏感に反応するため，それらの値に異常があれば水分補給が必要です．さらに体重の減少などでも脱水が判定できる．

対応

①水分補給が重要である．特に口腔乾燥症では水分の経口摂取にて粘膜面の湿潤が保たれるようになるため，適度な飲水を勧める．

②口腔の保湿剤として各種うがい薬などが販売されており，対象患者の状態に合わせてこれらの保湿剤を利用する事も検討すべきである（図6，7，8）．

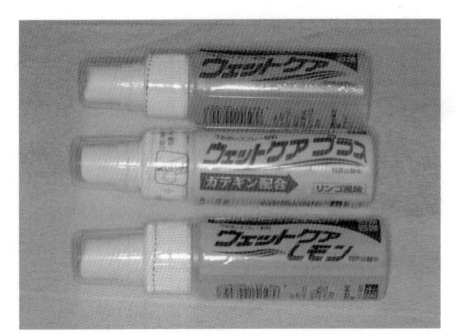

図6　口腔内に噴霧して口腔乾燥を和らげるタイプの口腔保湿剤
ウエットケア，ウエットケアプラス（キッセイ薬品）

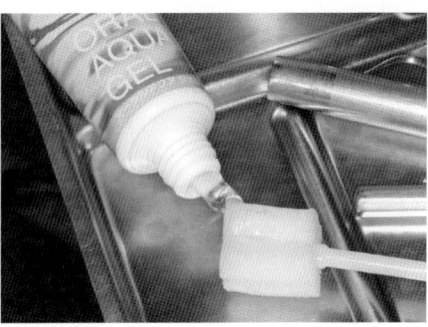

図7　口腔に塗布して口腔乾燥を防止する保湿剤
オーラルアクアジェル（ジーシー）

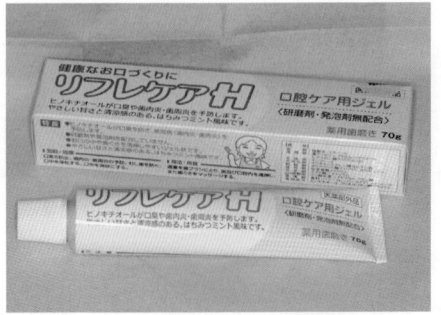

図8　口腔ケア用ジェル（薬用歯磨き）
リフレケアH（イーエヌ大塚製薬）

③輸液などでの水分補給は，高齢者の場合，簡単に水分過剰となりやすいため，口腔乾燥症への対応としては勧められない．内科主治医と連携をとる必要がある．

2）年齢による唾液腺の分泌機能低下

年齢と共に唾液腺の腺細胞は萎縮すると言われ，細胞内液の低下も伴い，高齢者では唾液の分泌が極端に低下している人も見かけられる．唾液腺の機能検査では安静時唾液の測定が比較的簡単である．

対応

唾液腺のアイスマッサージの施行が有効です（図9）．

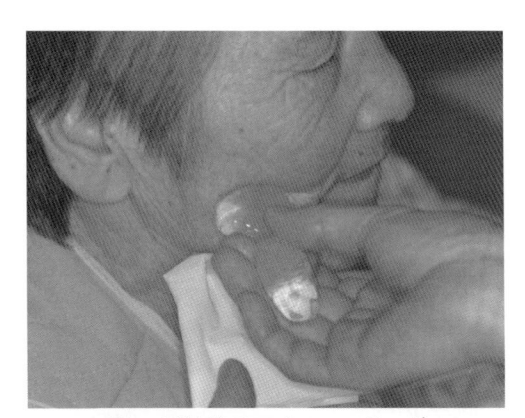

図9 唾液腺のアイスマッサージ

3）薬剤の副作用による口腔乾燥

抗精神薬や血圧降下剤の副作用として口腔乾燥症が起こることはよく知られている．特に交感神経の抑制作用がある薬剤では，口腔乾燥が発現する場合が多い．この場合，代替薬剤の検討をすることが第1選択となるが，代替薬剤がない，主治医からの許可が出ないなどの理由から薬剤変更が出来ない場合は，口腔乾燥を防止する口腔ケアが必要となる．

薬剤変更ができない場合の対応

水分減少ではないため飲水による口腔内湿潤ではなく，うがいによる口腔の保湿，ネブライザーの使用などを検討する．

4）経管栄養・咀嚼障害による口腔乾燥

嚥下障害があり経口摂取していない，咀嚼障害（脳血管障害による認知障害など）がありうまく経口摂取できないなどの原因で唾液分泌が減少し，口腔乾燥症を起こすこともある．

> **摂食嚥下・咀嚼障害の改善が期待できる場合**

口腔ケアとして摂食嚥下リハビリテーションのプログラムを導入する．嚥下訓練に関しては専門書を参考にされたし．

嚥下障害や咀嚼障害が改善されない場合は，基本的な口腔乾燥症に対する口腔ケアを施行する．

5）各種感染症からの口腔乾燥

急性の感染症から一時的な口腔乾燥症を起こすこともよくある．発熱や全身衰弱に伴って行う口腔乾燥の他，肺炎などでは，肺機能の低下により一回の換気量が多くなり，鼻呼吸から口呼吸になるため開口したままの状態になり，極度の口腔乾燥を引き起こしているケースも見られる．

> **対　応**

①急性時には，無理せず，基本的な口腔乾燥に対応した口腔ケアを実施する．
②肺炎時には，「口腔ケアをしたら発熱がひどくなった」などとならないよう，以下に注意する．
③口腔ケアで出た汚物を誤嚥させない．
④口腔ケア実施時には吸引を充分行う．

4 認知症を持つ患者の口腔ケア

認知症の患者は全国にも260万人以上で，今後さらに増加の一途をたどると言われている．療養病棟にも多くの認知症患者が入院しており，特に精神科療養病棟では重度認知症の療養や治療を行っている．認知症は，脳血管性とアルツハイマー型，そしてその他に分類できます．

> **口腔ケアの方法**

認知症の病態によって基本症状に若干の違いがある．基本症状は①記銘力障害，②見当識障害，認知力・判断力の低下，③問題行動，特にケアへの抵抗などが挙げられる．

1）記銘力障害時の口腔ケア

認知症では記銘力が著しく低下する．これは記憶や習慣がなくなるわけではなく，起こった事象を記憶として留めておくことができなくなる，ということである．このため今起こった出来事をすぐ忘れてしまうといった現象が起こる．

> **症　状**

歯磨きや歯ブラシの置き場所を忘れてしまう．

歯磨きをしていないことを忘れてしまう.

対応

「声掛け」や「誘導」,「用具の用意」を行う.

症状

義歯の紛失も記銘力低下によって頻発する.

夜間に義歯を捨てたり,他人の義歯と取り違えてしまう.

対応

夜間の義歯の保存法を徹底するよう指導する.

義歯に名前を入れるような工夫が必要である.

2) 見当識障害,判断力・認知能力の低下時の口腔ケア

見当識とは,時間・場所などの認識をつかさどる能力のこと.また判断力や認知能力は年齢と共に能力が減退していくが,認知症になるとさらに急激な能力低下をきたす.そのため順序立てて行う作業ができなくなったり,道具が使用できなくなったりする.身体的障害がないにも関わらず,歯磨き動作ができない,義歯の脱着が困難になるなどの障害が発生するのはこのためである.

状態

認知症のお年寄りで特別な身体障害(麻痺など)がない場合.

対応

声掛けや介助で自己清掃能が保たれる場合もある.

状態

全体的なADLの低下が見られる場合.

対応

介護者側が全面的に口腔ケアを行う方がよい.

認知症をもつお年寄りでは「出来ていそうで出来ていない」ということが多く,口腔ケアを患者任せにする事のないように心がける.

3) ケアに対して抵抗を示す場合

理解力が低下している認知症の患者では,口腔ケアに対する抵抗が強く,大変な抵抗を受けることがある.実施が困難で,口腔ケアが行われないまま放置されているケースも,療養病棟で見られる.

ケアに対し抵抗を示す場合の対応

①身体抑制を考慮に入れ口腔ケアを提供する（図10）．この時，噛まれたり，唾をかけられたりすることもあり，注意する．

②受傷事故防止のためにグローブの装着は必要であり，プロテクター付きのマスクの使用を勧める．

③開口してくれない場合はバイトブロックを使用することになるが，長時間の開口を避けるために，短時間できれいにできるよう心がける．

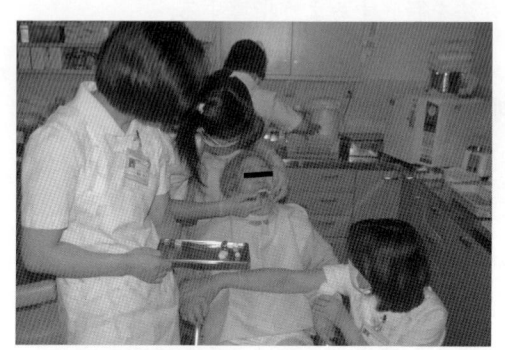

図10 認知症を持つ患者の口腔ケア
強度の抵抗を示す場合，複数で口腔ケアを行う必要がある．

参考文献

1) 植松宏，渡辺誠，稲葉繁編：高齢者歯科ガイドブック，p.376-386，医歯薬出版，東京，2003．
2) 青柳公夫，阪口英夫，鈴木俊夫他編：高齢者のためのトータル口腔ケア，p.23-33，p.40-46，医歯薬出版，東京，2003．
3) 大島久智，阪口英夫編：痴呆患者と歯科診療，p.40-46，医歯薬出版，東京，2003．
4) 阪口英夫：看護職・介護職のための口腔ケアハンドブック，p.1-86，中央法規出版，東京，2004．
5) 阪口英夫：口腔乾燥患者の口腔ケア，日本歯科評論，通巻689号，p.13-15，2000．

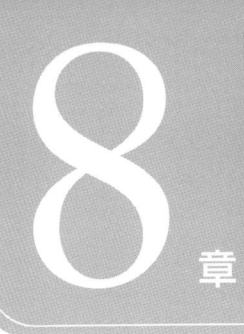

8章 在宅における口腔ケア

　在宅における口腔ケアの主体は介護者であり，訪問看護師，歯科衛生士は，介護者が口腔ケアをうまく遂行できるように，援助・指導を行う．また，困難なケースにおいては，ケアの実施者となる必要がある．

　介護者に口腔ケアに関心をもってもらうためには，口腔ケアの必要性と効果について説明する必要がある．口腔ケアには以下のような効果がある．

①誤嚥性肺炎の予防
②口腔機能の維持改善，唾液分泌の促進などにより摂食嚥下や発語機能に好結果をもたらす
③口腔の清潔の保持：爽快感を得る⇨食欲の増進，口臭予防
④口腔疾患の予防：う蝕（むし歯）や歯周病の発生を予防
⑤脳への刺激，上肢機能の使用，口腔周囲筋への刺激，生活リズムの獲得などリハビリ的要素を通じADLの維持向上に効果がある

　介護者への口腔ケアの動機付けには，①②を強調し説明するが，加えて医科主治医がその重要性を介護者に説明すると，口腔ケアの必要性がより理解される場合も多い．

　在宅で口腔ケアを行う時には，以下のようなことを考える．

①ケア前後の評価を行う
②口腔ケアの基本は歯ブラシによる清掃である
③ケア時の体位に注意する
④粘膜（口蓋，頰部，舌，口唇）の清掃も行う
⑤嚥下障害の方では食前のケアも検討する
⑥口腔機能の維持，向上へむけたアプローチも行う
⑦必要により薬剤を使用する
⑧口腔乾燥や流涎など特殊な状態のケアが必要な場合がある
⑨開口障害に対する対処が必要な場合がある
⑩本人がみがく場合は，歯ブラシの改良によりみがきやすくなる場合がある
⑪義歯の清掃

1. 口腔ケア前後の評価

　利用者の口腔ケアの状況，義歯の状況について評価を行う．

　口腔清掃が自立しているか，一部介助か，全介助か，義歯について取り外しや装着は自分で可能か，義歯の清掃は自分で可能かなどを評価する．加えて口腔の機能についての評価を行う．口腔機能の評価は，それ自体が訓練となるように設定する．また唾液誤嚥の疑われる事例については，ケア前後で頸部聴診や経皮的動脈血酸素飽和度の測定を行うことが必要な場合もある．（下図参照）

口腔ケア時のチェック項目
- 口腔清掃（自立，一部介助，全介助），義歯清掃（自立，一部介助，全介助）
- 口腔清掃状態（良，不良），義歯清掃（良，不良），口腔乾燥（あり，なし）
- 開口状態（_____横指），舌突出（可，不可），舌の横の動き（可，不可），舌の挙上（可，不可），口唇閉鎖（可，不可）
- 頰膨らまし（可，不可），発声持続時間_____秒
　パタカの発音（明瞭，不明瞭）不明瞭な音：_____
- 唾液嚥下時の喉頭挙上（良，不良）
　頸部聴診：嚥下音（良，不良），分泌物の音（あり，なし）
- ケア前 SpO_2_____，ケア後 SpO_2_____，ケア後の頸部聴診　異常音（あり，なし）
- 最近の摂食状況_____

（全身的なチェック項目）
- 食べ物でむせますか．（むせる，時々むせる，むせない）・嚥下反射（正常，低下）
- 肺炎になったことは．（ある，ない）　・うがいはできますか．（できる，できない）
- 座位はとれますか．（とれる，とれるが長時間は無理，とれない）
- 急に起こすと気分が悪くなりますか．（なる，ならない）
- 首の動きに制限がありますか．（ある，ない）
- 体に麻痺はありますか（右側，左側，両方，麻痺はない）
- コミュニケーションは取れますか．（とれる，とれない）
- 言葉は出ますか（出る，出ない，出るがコミュニケーションはとれない）
- 食事は，どのようにして取られていますか．
　（口から，鼻からのチューブで，胃瘻，経静脈栄養）
- 血の止まりにくい薬を飲まれていますか．（飲んでいる，飲んでいない）
　薬品名_____
- 感染症はありますか．（B型肝炎，C型肝炎，結核，疥癬，MRSA，その他_____）

2. 介護者への指導（介助みがき）のポイント

　口腔ケアの基本は歯ブラシによるブラッシングであり，最も大切なことは，継続した歯みがきである．長期間にわたって，歯みがきをされていない場合は，歯みがき時に簡単に歯肉から出血する．そのような場合，出血に驚いて歯みがきをやめてしまう介護者が多く見られる．最初は出血するので丁寧にみがくことと継続すれば出血は減ることをよく説明する．出血の状態が安定するまで，看護師，歯科衛生士がかかわる方が良い．

　歯ブラシの硬さの選択も重要となる．出血しやすい場合は柔らかいナイロン性の歯ブラシ（例えば，オーラルケア製エクストラスーパーソフトなど）を使用する．脳血管障害の方では，麻痺側に食物が停滞しやすいことを意識し，口腔内を観察・清掃してもらうようにする．

　また要介護者の中には，口腔内に過敏があってブラッシングを嫌がる方もいるが，そのような場合の対応として，

　　①過剰な圧でみがいていないか
　　②上唇小帯や頬粘膜を傷つけていないか

などをチェックし指導する．

　そういったことを改善しても困難な場合には，いきなり口腔内に歯ブラシを入れることはせずに肩から首にかけてマッサージを行い，次に口腔内に指を入れ，指で口腔内をマッサージする．また患者自身の指を口中に入れて行う方法もある．口腔乾燥がある場合は，レモングリセリン（グリセリン50mLにレモン水をティースプーン1杯まぜる）かオリーブオイルをつけて行うと良い．マッサージは，頬粘膜と歯肉の両方を全ての部分にわたって行う．ついで，スポンジブラシで同様の清掃を行い，次に徐々に小さ目の歯ブラシ（プラウトまたはPキュア：オーラルケア製が便利）で清掃して，というように段階的に慣れてもらうようにする（図1）．それでも困難な場合は，一度に口腔全体を清掃しようとせず

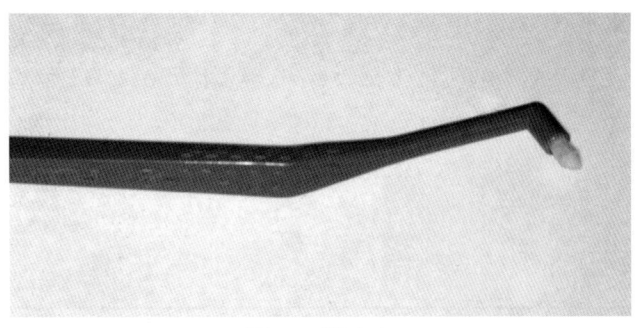

図1　プラウト

> **在宅における口腔ケア1.**
>
> 　ある寝たきりの患者の家に，保健師が訪問した．口腔内が汚れていて口臭も強かったので，「口腔ケアをしないとだめですよ」といい要介護者の歯をみがいた．そうすると口腔内から出血しはじめ，家族が『血が出ている』とさけんだ．保健師はうろたえ，『もう歯はみがきはしなくていいです．』と言って，その場にいずらくなり帰ってしまった．

に，一日の中で数回に分けて，部分的に短時間で清掃するようにする．例えば，朝に右上を，昼に左上といったように分ける．介護者はいつもみがきやすい部分だけをみがいている場合が多く，そうならないよう指導する．

　また，必ず義歯をはずして口腔を清掃するよう指導するが，長期間義歯をはずしていない場合は，介護者が，義歯をはずす際に無理な力を加え，鉤歯（ひっかけがかかっている歯）が抜けることもあるので，歯科関係者に連絡するほうが安全である．

3. ケア時の体位に注意する

　要介護者に対する口腔ケア時の体位は，座位がとれれば座位，無理ならば側臥位で行うようにする．嚥下障害のある患者では，真上を向いて寝た姿勢での口腔ケアは危険である．歯ブラシで清掃後，うがいが可能であればしてもらうが，うがいが困難なことが多い．うがいは必ずしも必要でなく，歯ブラシによる清掃後は，湿らせたガーゼでふく程度で良い．また，吸引器に接続できるチューブ付きの歯ブラシ（オーラルケア製）も販売されており有用である．

> **在宅における口腔ケア2.**
>
> 　寝たきりで1年以上入れ歯をはずしたことのない患者がいた．口臭がひどいので訪問看護師が『入れ歯を洗います』といって，はずそうとしたがなかなかはずれない．力任せにひっぱるとひっかけになっていた歯が入れ歯について抜けてきた．
> 　出血がひどく，歯科医が呼ばれた．長くはずしていない入れ歯をはずす時はかかりつけの歯科医に連絡することも必要な場合がある．

4. 粘膜（口蓋，頬部，舌，口唇）の清掃を行う

　要介護者は口腔の動きが悪いので，口腔内に長時間食物が残っていることも多く，粘膜面の清掃も必要である．もちろん，歯がない状態であっても粘膜の清掃は必要である．粘膜の清掃には，スポンジブラシ（モリタ製）やクルリーナ（オーラルケア製）が便利で，舌と口蓋の間で回転させて汚れを取るようにする（図2）．スポンジは口腔内の水分を吸い取らないように湿らせて使用する．嚥下障害の方には吸引チューブ付きのスポンジブラシやクルリーナを使用すると便利である．

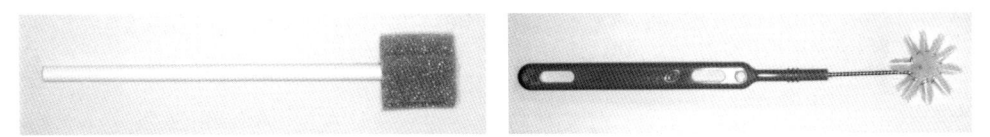

図2　左：スポンジブラシ　右：クルリーナ

5. 食前の清掃を検討する

　嚥下障害の患者は，朝に食べたものが昼まで口の中に残っていることがある．食べ物が気管に入る誤嚥は，一口目に起こりやすいと言われている．朝食べたものが口の中に残っており，口腔内で細菌が繁殖しているものを誤嚥すると，肺炎を起こす確率が高く，食前の口腔清掃が大切となる．また，歯みがきの後は，口の中がさっぱりして味がはっきりし，口を刺激することで摂食や嚥下の準備運動になる．

6. 口腔機能の維持，向上へむけたアプローチを行う

　摂食嚥下障害の患者には，歯ブラシで清掃すると同時に口腔内に食物の停滞を起こさないために口腔機能の維持，向上へむけたアプローチも行うことが望ましい．頬の動きが悪いと，歯肉と頬粘膜の間に食物が停滞しやすく，頬部の運動を行うことは，機能向上に大きな役割がある．これらの機能が向上すれば，口腔内に食物が停滞することが少なくなり，口腔の清潔に大きく貢献する．すなわち，要介護者の口腔ケアにおいては，歯みがきだけでなく口腔体操などを通じた機能回復も重要な手段となる．自分で口腔体操ができない場合は，口腔マッサージを行う．これらを介護者に行ってもらう場合には，具体的に指示する必要がある．また，食前の歯みがき後の口腔マッサージは20回という様に，回数は日常生活のサイクルを壊さない程度にとどめるようにしたい．

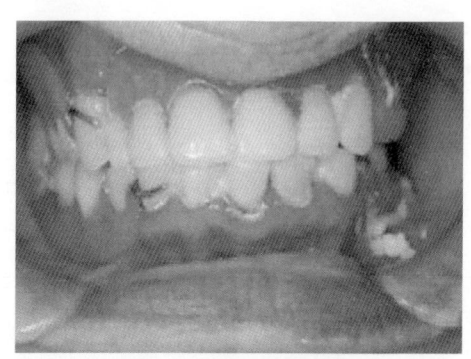

図3 口腔の汚れの評価
頬と歯肉の間に食物が停滞する場合には，頬の動きが悪い場合が多い．この場合は，口腔清掃に加えて，口の体操などで頬の動きを賦活することが必要となる．（兵庫県歯科医師会：要介護者の口腔ケアより引用）

7．必要に応じて薬剤を使用する

　口腔ケアは，ブラッシングによる物理的清掃を第一とし，日常的なケアでは薬剤による化学的清掃は必要ではない．しかし口腔カンジダ症を併発している場合などには，スポンジブラシなどで清掃した後，抗真菌薬の軟膏（フロリードゲル：ミコナゾール）を塗布しておくと有効である．

　酸素療法中や末期になると口腔乾燥に加え，舌苔や剥離上皮が多くなり，それに痰などの分泌物かからんで，不潔な口腔内となる場合がある．そのような場合には，以下のようにケアを行う．

1) 舌苔や剥離上皮の除去
①歯はブラッシングし，必要に応じて歯間ブラシを使用
②舌苔（図4）や口蓋の剥離上皮，痰などの付着物に綿棒またはスポンジブラシにオリーブオイルをつけ染み込ませるように塗り，少し置いてはがれやすくする．その後ピンセットや綿棒，スポンジブラシなどで転がすようにして除去する（歯ブラシでこすると出血するので注意，何回かに分けてとる）
③口唇の剥離上皮もピンセットで除去
④口唇の乾燥から保護するために，グリセリンやワセリンまたは市販のリップクリームを塗布する

【参考】
　オリーブオイルの代わりに2％重曹水を浸した綿花を使用しても良い．重曹水は，重曹10gを蒸留水500mLに溶かし，はっか水を適量加える．

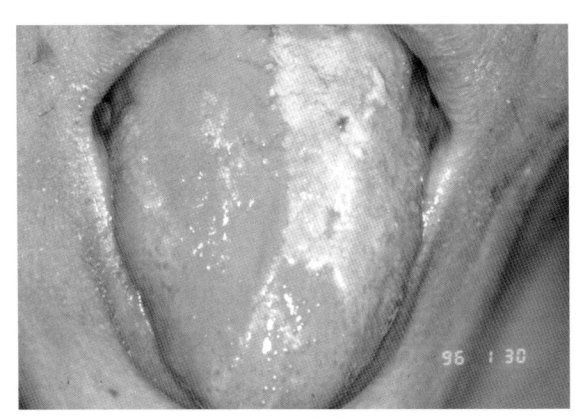

図4 舌苔
脳梗塞の既往があり，左麻痺がある．このように左側だけに舌苔がつくことがある．
（写真提供：神戸市医療センター中央市民病院歯科口腔外科）

なお，長期間にわたり口腔清掃がなされていない場合は，ブラッシング時の出血がひどいことも多い．歯みがきに加えミノサイクリン軟膏（ペリオクリン，ペリオフィールなど）を歯周ポケットに注入すると目に見えて効果があるため歯科医に連絡する．

8. 口腔乾燥や流涎，味覚障害などに配慮した口腔ケア

口腔乾燥については，水分補給を十分行っているか，脱水がないかなどを含めたチェックが必要である．摂食嚥下障害があり，経管栄養や胃瘻で栄養されており口を使う機会がないと，口腔の廃用萎縮をきたし唾液の分泌も減少し，口腔乾燥をきたすことがある．そのような場合，口腔乾燥がさらに食物を飲み込みにくくする．そこで，口腔乾燥症の口腔ケアは以下のような内容を行う．

①口腔マッサージおよび唾液腺の刺激
②咀嚼運動
③レモン水，冷水や氷を口に含む
④人工唾液
⑤保湿剤
⑥温感パック（唾液腺部）
⑦歯みがき（回数を多く）

さらに詳しく述べると，

1) 口腔マッサージおよび唾液腺マッサージ

口腔マッサージについては，レモングリセリンやオリーブオイルを使用して歯肉，頬粘膜のマッサージを行う．歯みがきを通常の回数より多く行ってもらうのも簡便な口腔マッサージになる．唾液腺マッサージでは，顎下腺が特に有効とされている．

2) 人工唾液

製品としてはサリベートがある．しかし味などを好まない要介護者もいる．効果は落ちるが，保湿剤としてレモングリセリンや，オリーブオイルにレモン水を少々加えたものも使用できる．販売されている湿潤剤としてはジェル状のオーラルバラン，ヒアルロン酸を含んだオーラルウエット（ヨシダ），スプレータイプのウエットケア（キッセイ薬品工業：連絡先0120-753-666）などがあり，乾燥の状況や要介護者の好みによって使い分ければ有効である．

3) 流涎の多い人への対処

唾液をうまく嚥下できない場合や薬剤の影響および心理的な影響も考えられる．流涎が多いと，口腔周囲がただれたりする．また頻回の吸引が介護上，大きな負担になる．

その対策としては，

 ①唇の閉鎖訓練と歯肉のマッサージ，唾液嚥下の訓練

 ②寒冷マッサージ（図5）

右図の斜線部を10分以内でまんべんなく軽く摩擦する．皮膚を濡れたタオルで拭きながら摩擦部が発赤する状態を限度として，凍傷に気をつけて実施する．この手技を行った後，ラリルレロ（舌音），ナニヌネノ（口蓋音）を練習し，唾液の飲み込み訓練を行う〔林淑子：脳卒中による嚥下障害の看護（嚥下障害の看護）より引用〕．

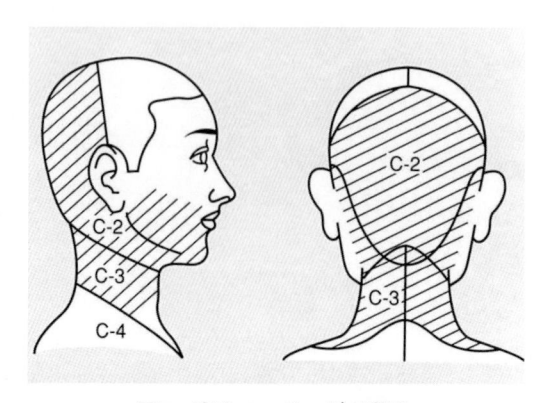

図5 寒冷マッサージの部位

●筋緊張の亢進による開口障害に注意

　意識障害のある進行性核上麻痺の要介護者で，居宅で歯科医が舌の清掃を歯ブラシで行っていた際に，筋緊張が起こり歯ブラシを咬んでしまった．緊張は強く，歯ブラシの柄が折れてしまうのではないかと心配するほど咬み込んでいた．もし先端部分が折れて口腔から気道に入れば窒息の危険も生じると危惧したが，時間の経過とともに緊張が取れたところを奥歯にピンセットの柄の部分を挿入し開口を保持しながら歯ブラシを引き抜いた．このような患者の口腔ケアは，一歩間違えば生命の危険に繋がる恐れもあり細心の注意が必要である．

③吸引器による持続吸引

　筋萎縮性側索硬化症（ALS）の要介護者の場合，特に唾液が口の外に流れ出てしまうことが多い．そのため口腔周囲がただれる．同時に頻回の吸引を希望されるので介護負担が増加する．これに対しては唾液吸引器がありカテーテルと接続して持続吸引する方法がある．据え置き型と携帯型がある（シースターコーポレーションより販売：連絡先03-5430-2231）．

　吸引器の先に接続するのは，歯科で使用するディスポのプラスチック排唾管が便利である．

9. 開口障害に対する対処

　口腔の廃用萎縮のひとつに開口障害が考えられる．特に嚥下障害の患者で，経管栄養や胃瘻をしていたり，気管切開をしている患者に多く，『口が開きにくく歯の裏側がみがきにくい』と介護者が訴えることがある．基本的には，口腔乾燥などと同じように会話な

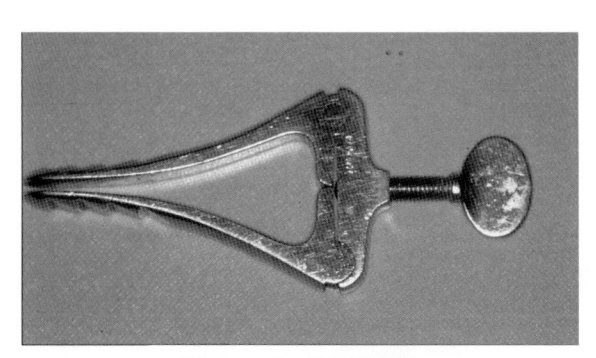

図6　ハイステル開口器

どで口を使う機会を増やすことが必要である．医療的には，開口器を使用した開口訓練を行う．図6のようなハイステル開口器が便利だが，開口器がなければ，木製の舌圧子を一枚ずつ重ねて行って訓練するやり方もある．ある程度開くようになれば歯ブラシの柄に水道のホースを入れてその部位で開口保持をしながらもうひとつ別の歯ブラシでみがくのが良いと思われる．

10. みがく姿勢や歯ブラシの改良への工夫（本人がみがく場合）

　細かい動作が難しいパーキンソン病や筋力が低下する神経・筋疾患の場合などは，歯ブラシを両手で持ち机などに肘をついて固定してみがくよう指導する．場合によっては，電動歯ブラシの使用も有効である．また歯ブラシを固定して逆に顔を動かすように指導する場合もある．歯ブラシの改良は以下のような工夫がなされている．

　①歯ブラシの柄の部分を太くする（スポンジや水道のホースなどを利用）
　②歯ブラシの柄の角度を変える（アルミホイルで毛の部分をくるみ，柄の部分を熱して曲げる）
　③手が上がらない場合，柄の部分を長くする40cm程度にすることもある（図7）（割り箸やプラスチックの中空の棒，即時重合レジンなどを利用して延長）．

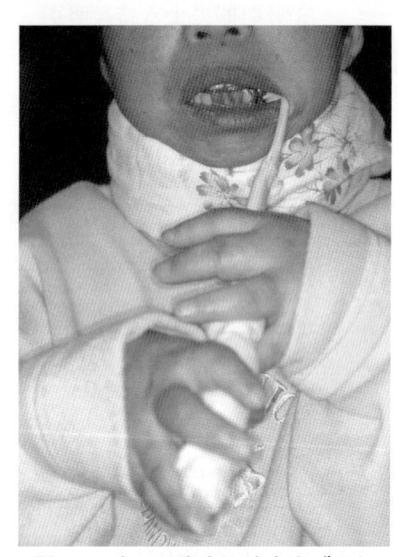

図7　リウマチ患者の改良歯ブラシ

●口腔ケアを考える　―改良歯ブラシ導入のタイミング―

　40代後半の女性，リウマチのため手指の関節に変形が強く，歯科材料で歯ブラシの握りを太くして持ちやすくした方が良いと考え患者に説明せず改良歯ブラシを作成して渡したところ，拒否された．変形が強くても，普通の歯ブラシで十分みがいていることも多く，改良歯ブラシを導入するタイミングの難しさを実感した．このような領域でも，同意と自尊心を傷つけない配慮が必要である．

11. 義歯の着脱と清掃

一般的な義歯の外し方

・上の義歯：

　人差し指の爪を，入れ歯のひっかけ（クラスプ）にかける．親指を歯のかみ合わせの部分に置き，人差し指を引き下げる．

・下の義歯：

　親指の爪をひっかけ（クラスプ）にかけ人差し指を葉のかみ合わせの分に置き親指をひきあげる．総入れ歯の場合：上の入れ歯は，義歯をしっかりつかみ後ろを下げると，はずれる．（口腔ケアのABC 医歯薬出版より引用）

　義歯は，最低でも1日1回は，流水下に歯ブラシで機械的に清掃する．この場合，義歯を落として壊さないよう下に濡れふきんを置く，または水をはった洗面器を置くなどの方法をとる方が望ましい．要介護者自身が清掃する場合は，麻痺の手でも持てるブラシや吸盤付きブラシを用いるのも一方法である（介護予防の項参照）．

　ひっかけの付いた義歯では，ひっかけの部分を特に重点的に清掃する．清掃には歯磨き粉は使用しない．夜間ははずしておく場合は，義歯洗浄剤を使用するのも効果的である．義歯は，夜間はずしておくことが一般的ではあるが，義歯を十分清掃することができれば，装着したまま睡眠しても良い．

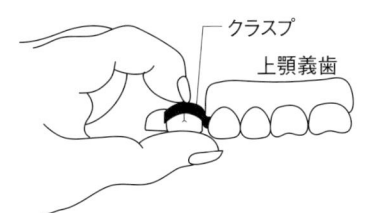

A：上あごの義歯の外し方

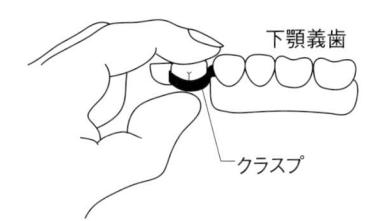

B：下あごの義歯の外し方

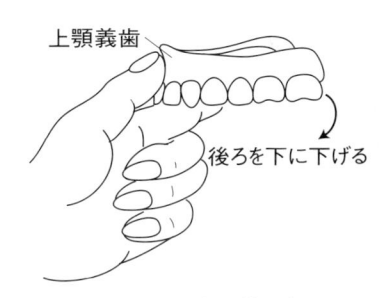

C：総入れ歯の外し方

図8　義歯の外し方

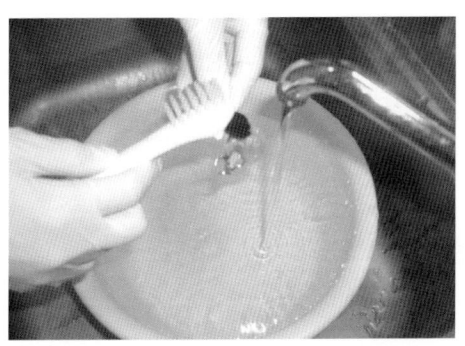

図9　入れ歯の掃除
落としても割れない様に水をはって

口腔ケアにおける介護者，家族とのかかわり

　要介護者の口腔ケアで，介護者，家族とかかわる場合，どのようなことに注意すればいいのだろうか．私たちは以下のように考えている．

　①患者にとって安全で楽な方法を選択する
　②1回に要する時間は短くて良い
　③毎日継続することが重要である
　④最も効果的な口腔ケア用具は歯ブラシである
　⑤無理強いは禁忌，できることから始める
　⑥介護者の理解を得る
　⑦患者を取り巻く環境，全身状態，口腔内状態を把握し，口腔ケアを実施する時間帯，体位，専門家のかかわり方，口腔ケアの方法，清掃道具などを選択する

　在宅患者にとって長時間の口腔ケアは苦痛である．最初から完璧を目指すのではなく患者の全身状態を考慮して時間を設定するべきである．むしろ短い時間であっても毎日継続されることが重要である．また人に口腔内を見られることは羞恥心にかられるもので，診療室ならまだしも自宅の居間では尚更である．患者や介護者への十分な動機付けが必要であり，口腔ケアの必要性を理解してもらってから実施しなければならない．

認知症と義歯について

　介護者から，『認知症の母親が入れ歯の調子が悪く食事の量が減っているのでみてほしい』と診療の依頼があった．自宅を訪問して口の中をみてみると上と下の総入れ歯が全然かみ合っていない．介護者に，『上下の入れ歯が全然かみ合っていませんね．』といったところ『えっ，口の中に下の入れ歯がありますか？下の入れ歯はこのコップの中にあるのですが』と驚いた様子．おそらく以前に作った下の入れ歯も持っておられ，間違えて下だけ別の時期に作った入れ歯を入れられたようだ．コップの中の入れ歯を口に戻してみると，上下の入れ歯のかみ合わせもよく，噛んでも痛くないとのこと．認知症ではこのようなことにも注意が必要で，看護職，介護職も口の外で上と下の入れ歯を合わせてみて，噛みあわせがおかしいときには，別の入れ歯を持っていないかチェックする事も必要と思われる．

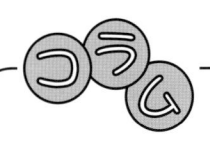

コラム 下顎の総義歯はなぜ合わない？

　嚥下障害のリハビリを担当されている言語聴覚士さんから，「下あごの総入れ歯でピタッと合っているものを見たことがない．なぜでしょうか？上あごは非常に良くくっついているのに．」と嘆きにも似た疑問を投げかけられたことがあります．

　下顎の総義歯は上顎と比較して粘膜との接着面積が小さく，さらに舌によって常に圧迫されているため不安定になりやすい．また，歯が抜けて時間が経過すると上顎よりも歯槽骨の吸収が大きいため，ほとんど出っ張りのない顎に義歯を乗せているだけという状態になる．このような状態の悪い顎に安定した総義歯を入れるのは困難である．解決策として，インプラントの応用がある．マグネット（図10，11）や特殊な連結装置を用いて義歯を固定するのである．特にマグネット義歯は，上肢の運動性障害があっても簡単に取り外しが可能なため，脳卒中患者の総義歯には有用である．

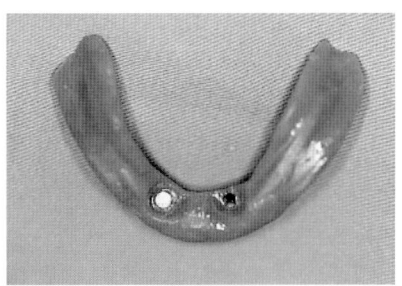

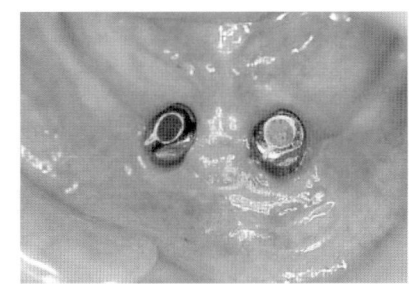

図10　　　　図11

（足立　了平）

9章 介護予防と口腔ケア

　2000年より始まった介護保険は、介護を社会で担うという概念を定着させ、さらに2005年には介護保険に介護予防の考え方が導入された。その介護予防のメニューのひとつに口腔ケアがとりあげられ、重要性が広く認識されるようになり、その結果、看護職、介護職は介護予防の観点からも口腔ケアに取り組むことが要請されるようになりつつある。

1. 介護予防導入の経緯

　介護保険においては、2006年より介護予防（予防給付）の考え方が導入された。その施策の特徴は、近い将来要介護者になる可能性の高い特定高齢者への対策（地域支援事業）と予防給付の創設にあった。

　要介護者のうち要介護度1以上を従来と同様の介護給付、それとは別に要支援1と要支援2を介護予防給付の対象者とし、別体系のサービスを提供することにあった。

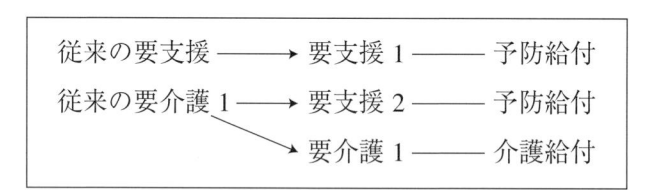

```
従来の要支援 ──→ 要支援1 ── 予防給付
従来の要介護1 ──→ 要支援2 ── 予防給付
           ╲─→ 要介護1 ── 介護給付
```

　介護予防サービスとして、どのようなメニューが重度化防止に役立つかが検討された結果、運動器の向上（筋力向上トレーニング）、栄養改善、口腔機能向上の三つが効果ありとして取り入れられることになった。口腔ケアを含む口腔機能向上が取り入れられた理由は、要介護者において口腔ケアが誤嚥性肺炎に対し40％の予防効果があり、肺炎による死亡率を60％低下させるという調査結果[1]が基礎にあると考えられたためだ（図1）。

　それに加え介護予防モデル事業において、口腔のケアにより介護度の改善が認められた者34.1％、維持が認められた者51.8％という結果が得られたことによる（なお筋力向上トレーニングでは改善44.7％、維持46.7％、栄養改善では改善、維持とも43.8％）。

　介護予防における口腔ケアは、

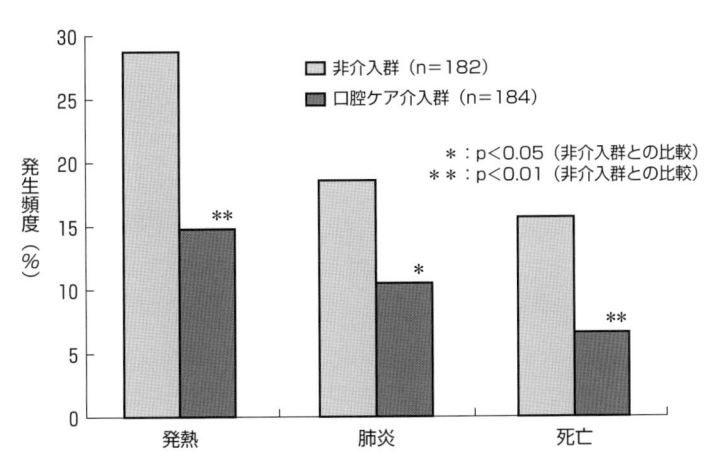

図1　口腔ケアの高齢者肺炎の予防効果[1]

口腔ケア介入群では，非介入群に比べ，2年間の肺炎の罹病率は40％低下，死亡率は60％低下した．

①要介護者を直接的に口腔ケアを行うのではなく，利用者のセルフケアの意欲を引き出し，食介護の一助とすることが目標である．

②さらに口腔ケアが生活習慣として定着するように援助することが必要である．

すなわち介護予防においては，看護職，介護職はケアの実施者ではなく一歩進んで教育的援助者であることが要求される．よって口腔ケアにおいても援助の技術を修得することが必要である．

2．地域包括支援センター（地域包括ケアシステム）

この介護予防は図2のように地域包括支援センターが中心となって施行される．介護予防プランはこの地域包括支援センターの保健師等が作成し，その中で要介護者個人にとって，どのようなサービス提供が必要かを検討することとなる．そしてこのケアプランを基に，事業所にサービス提供を委託することになる．よって今後は介護予防にかかわるすべての職種が，口腔ケアについての理解を深める必要が出てくると考えられる．

そこで基本となるのは，口腔機能の向上の対象者の選定である．介護予防対象者や特定高齢者（今後介護が必要になる可能性の高い人）の選定には，25項目の基本チェックリストが活用される．そのうちの質問項目で口腔機能向上に関連するものを見ると次のようになる．

図2　地域包括支援センター（地域包括ケアシステム）

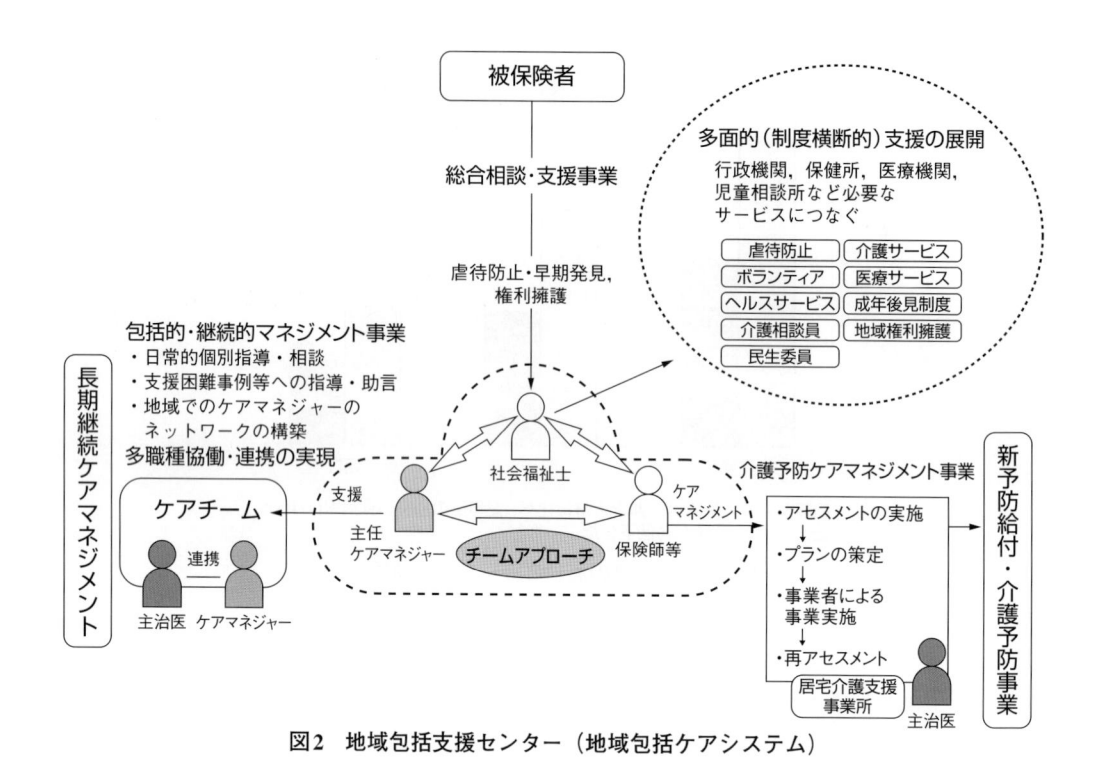

基本チェックリスト
13. 半年前に比べて固いものが食べにくくなったか
14. お茶や汁物等でむせることがあるか
15. 口の渇きが気になるか

そして，口腔機能向上の対象者となるものは，以下の項目のいずれかに該当するものである．

1）基本チェックリスト13〜15のうち2項目に該当
2）視診により口腔内の衛生状態に問題を確認
3）反復唾液嚥下テストが3回未満

上記3項目のいずれかと言うことは，多くの患者が対象となる可能性がある．

2）については，視診による歯垢・食物残渣，舌苔および口臭（検査者の臭覚による検査）などを確認して決定する．

1 咀嚼障害

基本チェックリスト13の問診で問題とされる咀嚼障害については，歯があるから咀嚼できるというものではないことを認識しておくべきである．

①歯があったとしても，実は噛み合わせが重要である．

上の歯があってもその噛み合わせの下の歯がない場合（その逆の場合も），この状態がすべての歯について起こると，歯があっても極めて噛みにくい状況となる．これを，「すれちがい咬合」といい，歯の喪失の一つの終末像である（図3）．

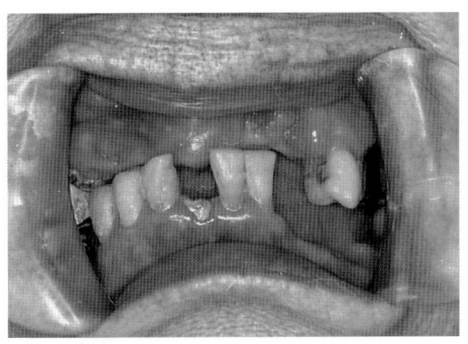

図3　すれちがい咬合の一例
右側は下の歯があるが上がなく，歯茎を咬んでいる．左は上の歯があるが下の歯がない．

②唇を閉じにくい，舌の動きが悪い，頬の動きが悪い場合も噛むことは困難になる．

ものを噛むためには舌や頬の動きによって食物を歯の上に乗せる作業が必要であり，最終的には飲み込むために舌の上に食物をまとめる過程が必要である．これら全てがうまく機能しているかどうかが問題となる．

2 嚥下障害

基本チェックリスト14の問診で問題とされる嚥下障害については，介護度2以上で食べこぼし，むせが多くなるといわれているが，介護予防対象者でも初期の嚥下障害や嚥下に関連する器官の機能低下を見逃さない事も重要である．

嚥下障害の簡単な検査としては，反復唾液嚥下テスト（RSST）がある（図4）．

【方法】

①座位の被験者の喉頭隆起，舌骨に指腹を当て，『唾液をできるだけ何回もごっくんしてください』と嚥下を指示する．

②嚥下が起これば，喉頭隆起が検者の指を乗り越え上方に，舌骨が指を乗り越え前上方に上がり，また戻ることで喉頭挙上を知ることができる．

③これを30秒間で何回できるかを測定する．

④30秒間に3回できれば正常と判定する．

1) 嚥下障害がある場合には，1回目はスムーズでも2回目以降は不鮮明な場合が多くなる．

2) 口が渇く場合は，サリベートなどの人口唾液や1 mL程度の水で口腔内を湿らせて

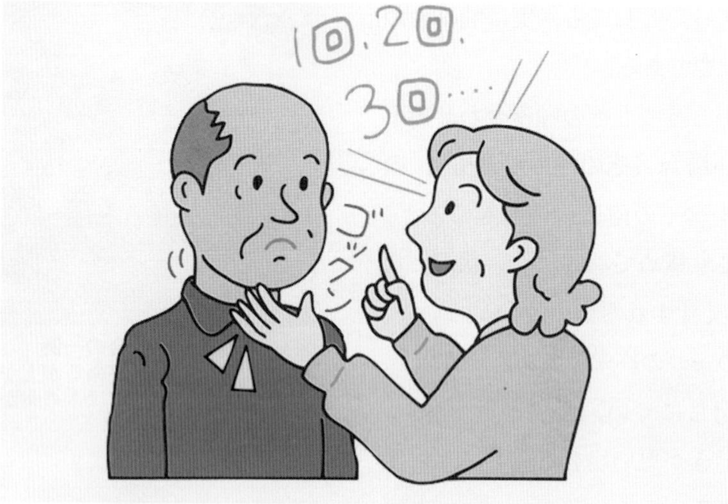

図4 反復唾液嚥下テスト（RSST）（兵庫県歯科医師会パンフレットより引用）

同様にテストを施行するが，この場合は口腔乾燥との関連をチェックする（文献[2], [3]より引用改変）．

3 口腔乾燥

質問によるチェックと視診による判定になり，記載にあたっては下記の臨床診断分類[4]が有用である．

> 臨床診断分類（柿木，1999）
> 正　常（0度）：正常範囲，1〜3度の所見がない
> 軽　度（1度）：唾液が粘性亢進，やや唾液が少ない
> 中程度（2度）：唾液が極めて少ない．泡がみられる．
> 　　　　　　　　細かい唾液の泡がみられる．
> 重　度（3度）：唾液が舌粘膜上にみられない．

他の検査法としてはチューインガムを10分間噛み，その間に分泌される唾液量を測定し，10 mL以下であれば口腔乾燥ありとする方法もある．

3. 介護予防事業における口腔機能向上事業

1) 上記のような一次アセスメントで口腔機能向上が必要と判断された場合は，ケアプランが作成される．
2) これらのケアプランに基づき，地域の指定介護予防事業所において口腔機能向上の

利用開始時・終了時における把握（様式例）

様式例1

記入者：＿＿＿＿＿＿＿＿＿＿
実施年月日：　　年　　月　　日

氏　名	（ふりがな）	男・女	要介護認定等
	明・大・昭　　年　　月　　日		□非該当 要支援　□1　□2 要介護　□1　□2　□3　□4　□5

（主治医の意見書が入手できた場合は添付する）

		質問項目	評価項目	転記	事前	事後
基本チェックリスト	13	半年前に比べて固いものが食べにくくなりましたか	1 はい　　　　　2 いいえ			
	14	お茶や汁物等でむせることがありますか	1 はい　　　　　2 いいえ			
	15	口の渇きが気になりますか	1 はい　　　　　2 いいえ			
理学的検査		視診による口腔内の衛生状態	1 良好　　　　　2 不良			
		反復唾液嚥下テスト（RSST）	1 3回以上　　　2 3回未満			

※「転記」の欄には、サービス等実施前の基本チェックリスト、生活機能評価の結果を転記する。

		質問項目	評価項目		事前	事後
QOL	1	食事が楽しみですか	1 とても楽しみ　2 楽しみ　3 ふつう 4 楽しくない　　5 全く楽しくない			
	2	食事をおいしく食べていますか	1 とてもおいしい　2 おいしい　3 ふつう 4 あまりおいしくない　　5 おいしくない			
	3	しっかりと食事が摂れていますか	1 よく摂れている　2 摂れている　3 ふつう 4 あまり摂れていない　　5 摂れていない			
	4	お口の健康状態はどうですか	1 よい　　　2 まあよい　　3 ふつう 4 あまりよくない　　5 よくない			
食事・衛生等	1	食事への意欲はありますか	1 ある　　2 あまりない　　3 ない			
	2	食事中や食後のむせ	1 ある　　2 あまりない　　3 ない			
	3	食事中の食べこぼし	1 こぼさない　2 多少はこぼす　3 多量にこぼす			
	4	食事中や食後のタン（痰）のからみ	1 ない　　2 時々ある　　3 いつもからむ			
	5	食事の量（残食量）	1 なし　　2 少量(1/2未満)　3 多量(1/2以上)			
	6	口臭	1 ない　　2 弱い　　3 強い			
	7	舌、歯、入れ歯などの汚れ	1 ある　　2 多少ある　　3 ない			
その他	1	今回のサービスなどで好ましい変化が認められたもの	1 食欲　　2 会話　　3 笑顔 4 その他（　　　　　　　　　　）			
	2	生活意識の変化	1 前進　　2 変化なし　　3 後退 （　　　　　　　　　　　　　　）			

実施のための利用者の情報

歯科診療の状況	□なし　□有り □1週間に1～2回程度の治療（う蝕、歯周病、義歯作成などによる治療が中心） □1～数ヶ月に1回程度のメインテナンス等（定期健診なども含む）
口腔機能にかかる 主治医・主治の歯科医師の連絡先	診療所・病院名： 電話番号　：
特記事項・その他 （利用者に関する食事のペース、一口の量、手の運動機能、食事の姿勢、食具等の情報等）	

図5　口腔機能向上サービスのアセスメント表[5]

解決すべき課題の把握（様式例）

様式例2-Ⅱ

記入者：＿＿＿＿＿＿＿＿＿＿　職種（□ 言語聴覚士・□ 歯科衛生士・□ 看護職員）

実施年月日　　年　　月　　日

【Ⅱ】

氏　名	（ふりがな）	男・女	病名・障害名
	明・大・昭　　年　　月　　日		

口の中の状態や訴えに関する利用者及び家族の希望	

		質問項目	評価項目	事前	事後
理学的検査		視診による口腔内の衛生状態	1　良好　　　　　2　不良		
		反復唾液嚥下テスト（RSST）	1　3回以上　　　2　3回未満		
衛生	1	食物残渣	1 なし・少量　　2 中程度　　3 多量		
	2	舌苔	1 なし・少量　　2 中程度　　3 多量		
	3	義歯あるいは歯の汚れ	1 なし・少量　　2 中程度　　3 多量		
	4	口腔衛生習慣（声かけの必要性）	1 必要がない　　2 必要あり　　3 不可		
	5	口腔清掃の自立状況（支援の必要性）	1 必要がない　　2 一部必要　　3 必要		
	6	ここ1ヶ月の発熱回数	（　　）回/月　※37.8度以上の発熱回数を記入		
機能	1	反復唾液嚥下テスト（RSST）の積算時間	1回目（　）秒 2回目（　）秒 3回目（　）秒	1（　） 2（　） 3（　）	1（　） 2（　） 3（　）
	2	オーラルディアドコキネシス	パ（　）回/秒 タ（　）回/秒 カ（　）回/秒　※パ、タ、カをそれぞれ10秒間に言える回数の測定し、1秒間あたりに換算	パ（　） タ（　） カ（　）	パ（　） タ（　） カ（　）
	3	頬の膨らまし（空ぶくぶくうがい）	1 左右十分可能　2 やや十分　3 不十分		
その他	1	今回のサービス等の満足度	1 満足　　　　2 やや満足　　3 どちらでもない 4 やや不満　　5 不満		

実施のための利用者の情報

義歯の状況	□なし　□有り □上顎　□全部床義歯　□部分床義歯 □下顎　□全部床義歯　□部分床義歯
清掃用具や食事環境の状況	
主治の歯科医師又は連携する歯科医師等からの指示	
特記事項	

口腔内状況

サービスが提供される．これらは通所系のサービスとして①介護予防通所介護，②介護予防通所リハビリテーションの事業所において行われる．

3) 介護予防事業所においては，まず2次アセスメントが行われる．このアセスメントは事業所に勤務する看護師，言語聴覚士，歯科衛生士のいずれかが行う．このアセスメントには**図5**のようなものがある．

これらのアセスメントに基づき実施計画が作成される．

目的：摂食嚥下機能の向上，気道感染予防，食べる楽しみの向上など．

内容：摂食嚥下機能の維持・改善，口腔衛生の改善，口腔清掃指導など．

これらの内容をこなすためには，看護師は摂食嚥下に限らず口腔や義歯の清掃の指導も行えるようにしておく必要がある．

1 可能であれば，前歯だけでも歯垢を染色し清掃の程度を評価するなどの方法を身につけたい．

【歯垢染色】

①あらかじめ染色液をつけた綿棒（DENT．リキッドフプラークテスター綿棒タイプ：ライオン）などが使いやすい．

②これを用いて歯垢を染色し，まずは歯の面につく歯垢を1/2以下にすることを目標に歯みがきを行ってもらうよう指導する．

2 歯ブラシ

①一般的な歯ブラシが望ましい．

②困難な場合には手が不自由でも歯の面にあてやすい360°タイプの歯ブラシ（**図6**）や電動歯ブラシも利用するとよい．

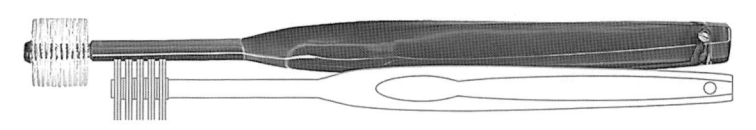

図6 360°タイプの歯ブラシ（STBヒグチ，ビバテック）

3 摂食嚥下の維持・改善

遊びの要素を加え，口腔の機能を高める事も考える．たとえば，紙風船を膨らませる，吹き矢でダーツを行う，しゃぼん玉を作るなどが考えられる．また吹き戻しなどを利用してゲームを行うのも有効である（**図7**）．

さらに次に紹介する口の体操から始めることも効果的だと考えられる．

これらの効果を判定するために，2次アセスメントの評価表にあるオーラル・ディアドコキネシスという口腔の巧緻性を評価する方法などが使用される．聞きなれない検査だが，これは，嚥下に関連が深いとされる唇を使用するパ，舌先を使用するタ，奥舌を使用するカを『パパパ…』，『タタタ…』，『カカカ…』と10秒間連続して発音してもらい，その回数を10で割り1秒間に発声した回数を記録する．発音の間，1人が紙の上に鉛筆で点を記入して行き，もう1人がストップウォッチで10秒を測定すると行いやすく，その平均値は一秒間にパは6.4回，タは6.1回，カは5.7回とされている．

また特定高齢者を対象とした介護予防教室などにおいても，口腔機能の低下が摂食や嚥下に影響を与える事を図8，図9のような方法で説明するとわかりやすい．

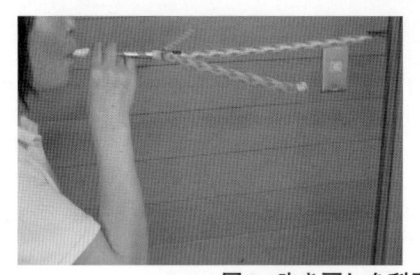

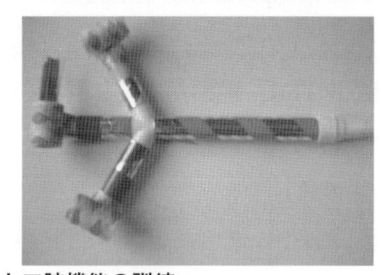

図7　吹き戻しを利用した口腔機能の訓練
八幡光雲堂（兵庫県淡路市）　http://www.fukimodosi.org/

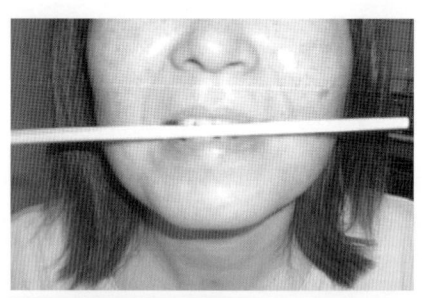

図8
割り箸を咬んで，舌を割り箸の下にもぐりこませて動きを制限する．その状態で飲み込めるかみてみると，まったく嚥下できない．舌の動きが飲み込みにいかに重要かを認識できる．

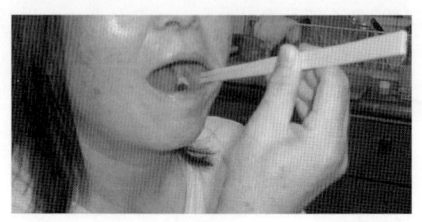

図9
割り箸で頬の動きを制限して食べ物を咀嚼してみると制限した側では咀嚼できない．摂食には頬の動きが重要というのがわかる[11]．

4 歯や義歯の清掃指導

①上記 1 ～ 2 に加えて歯や義歯の清掃を指導し，家庭でもこれらを継続してもらう．
②義歯の清掃に関しては，利用者本人ができるだけ実施できるように，麻痺側の手でも持てる義歯清掃用ブラシ（図10）や吸盤付きブラシ（図11）などを使用するのも一つの方法である．

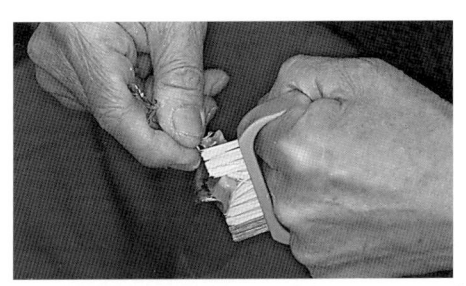

図10　義歯清掃用ブラシ（発売元：ライオン）　　図11　吸盤付きブラシ

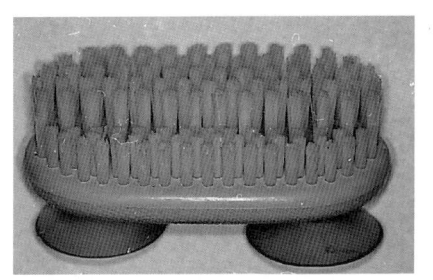

4. 職種の連携の必要性

1) 廃用性症候群（生活不活発病）の予防には生活習慣の改善が必要である．口腔清掃にしても介護予防の段階でその習慣を確立しておくことが大切で，たとえ介護度が上がることがあっても習慣の再獲得に有用であると考えられる．
2) 摂食嚥下など口腔機能の改善には，体幹から頸部口腔付近の筋力向上，反射の強化および口腔ケアが有効と考えられる．それに加え全身の耐久性の改善や生活意欲の向上が大きなテーマになる[7]．
3) 口腔機能改善は低栄養改善にもつながり，しっかり咬めることが運動器の向上につながる側面も持っている．
4) 口臭の改善や食事が上手くできることや，歯科治療により入れ歯を入れて審美性を回復することが，閉じこもりを防止し生活意欲を改善する面も有している．

これらを達成するために，音楽療法（甲谷 至：歌うことが口腔ケアになる，あおぞら音楽社），兵庫県柏原健康福祉事務所が作成した「食事の前のおいしい体操」[8] などは，高齢者に好まれる音楽を嚥下体操に取り入れた利用しやすいツールである．介護予防事業では，気軽に楽しく毎日できる内容を取り入れていくことが重要と考えられる[5]．

5. 介護保険と口腔ケア

　要支援の方の介護予防に口腔機能向上が導入された事に加えて，介護度1～5の要介護者の通所介護でも口腔機能向上加算が設定されている．加えて2009年より施設は入所者に対しても口腔機能維持管理加算[9]が請求できるようになった．これにより歯科関係者の協力の下，すべての要介護者に対する看護職や介護職の口腔ケアの取り組みが介護保険下で制度として評価されるようになってきている．

参考文献

1) 矢内　勝：高齢者肺炎の予防対策―誤嚥対策，月刊保団連2005，No.876.
2) 摂食・嚥下機能支援の手引き，北多摩西部保健医療圏摂食・嚥下機能支援協議会，2010.
3) 兵庫県歯科医師会：摂食嚥下障害患者の歯科保健，2002.
4) 柿木保明：口腔乾燥症の診断・評価と臨床対応，歯界展望95(2)，2000.
5) 口腔機能の向上マニュアル，口腔機能向上についての研究班（主任研究者　植田耕一郎），平成17年，厚生労働省.
6) 篠山市歯科医師会：口腔ケア　平成16年度篠山市介護予防モデル事業報告書，平成17年.
7) 兵庫県柏原健康福祉事務所，食事の前のおいしい体操（ビデオ）.
8) 歌う事が口腔ケアになる，甲谷　至，あおぞら音楽社，2008.
9) 口腔機能維持管理加算マニュアル，日本慢性期医療協会.
10) 口腔機能向上トレーニング（菊谷　武監修），池山豊子，日総研，2007.
11) 口腔ケアのアクティビティ，平野浩彦，ひかりのくに株式会社，2006.

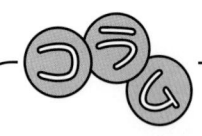

コラム　エンゼルケア・エンゼルデンチャー

　義歯の作成途中で亡くなった患者さんのご家族からの依頼で，完成した総義歯を入れるために安置所に出向いたことがある．死後硬直が始まった遺体は十分に開口せず義歯を装着することは非常に困難であったことを記憶している．

　2008年，第81回アカデミー賞外国語映画賞を受賞した邦画「おくりびと」のヒットは記憶に新しい．医療の世界においては2004年4月に「ケアとしての死化粧―エンゼルメイク研究会からの提案」（小林光恵・エンゼルメイク研究会編著　日本看護協会出版会）が出版され，エンゼルケアという言葉が広く使われるようになった．歯科界でも以前から亡くなった患者さんに義歯を装着し，頬のへこみや口元をふくよかに見せる処置は普通に行われており，エンゼルデンチャーと呼ばれる．開口困難な遺体に装着しやすいように柔軟な素材で作られた遺体専用の義歯も発売されている．

（足立　了平）

チーム医療

- ◆ 口腔ケアには様々なレベルがある．チームを組み，得意分野を口腔ケアに活かそう．
- ◆ 口腔ケアには医療，看護，介護，リハビリテーションなどの視点が必要である．
- ◆ 看護教育に口腔ケアは必須である．「口腔の状態は，看護の質を表す良い指標」

10章 チーム医療としての口腔ケア

1. はじめに

　誤嚥性肺炎の原因菌として口腔内細菌が重要な位置を占めることが理解され，口腔ケアの重要性が叫ばれて久しい．しかし，医師，看護師ともに口腔ケアに関する知識や実践能力が十分でないためか，全身のケアの中でもその優先順位が低いと認識されている場合も少なくない．

　移植医療が盛んになり免疫抑制剤を長期投与される患者が増加する一方で，重篤な歯性感染症が「う蝕（むし歯）」ではなく，「歯周病」や「感染歯髄（根尖病巣）」によって起こるということを認識していない医療関係者が多数存在するという事実がある．さらに汚れた義歯に付着する細菌や真菌による感染を恐れて，高齢者から義歯を取り上げてしまうという短絡的な挙動が病院内でも認められる．長い間義歯を使用して生活してきた高齢者にとって，義歯は「単に咀嚼するためだけの道具ではなく摂食，嚥下や会話するために不可欠な装具である」という認識が欠如しているために起こる愚行である．このような歯科に関する理解のなさは，多くの病院歯科が外来中心の診療形態であり，病棟看護師など他の病院スタッフの目に触れにくい，いわば独立した形で存在していたという歴史的な構造に起因すると思われる．

　現在，多くの病院でNSTが稼動し，歯科関係者がコアスタッフとなっている施設も少なくないと聞く．また，歯科のない病院においても訪問診療を通じてNSTへの外部からの参加，あるいは歯科衛生士の雇用などが増加しているようである．このようにチーム医療に歯科が積極的に参画することにより医科・歯科の垣根がなくなり口腔保健の重要性が医科関係者にも広く認識されるようになれば，必ずや患者のQOL向上につながっていくものと確信する．

　さらに患者が退院後，在宅や施設で療養するようになってもそこでかかわる介護職の方々に対して口腔ケアの重要性が十分に伝わるように，今後さらに普及するであろう「地域連携クリティカルパス」についても積極的な歯科医療の介入が必要となるであろう．

2. 病院におけるチーム医療の口腔ケア

1 NST（栄養サポートチーム），摂食嚥下サポートチーム

　近年，栄養療法の重要性が省みられるようになり多くの施設でNSTが稼動するようになった．日本静脈経腸栄養学会に登録されたNST稼動施設は700近くある．NSTや嚥下チームに歯科が参画し，口腔ケアを普及させることは経口摂取をベストな栄養摂取方法とするNSTの理念を考えると重要である．嚥下障害のリハビリは今や急性期から維持期までの連続した取り組みが必要である．そこでは，歯科的なアプローチもまた有効である．脳梗塞患者の義歯に少し手を加えるだけで嚥下障害が改善された症例や，顎骨が高度に吸収しているために適合が悪くなった義歯にインプラントとマグネットを利用して安定化を図ることによって嚥下障害が改善された症例などを経験している．

　急性期病院では，前述したDPC（p.57参照）の導入や各種加算取得のため，今後さらに在院日数を減少させることが命題となる．したがって，在院日数を減少させる可能性を秘めているこれらのチーム医療はますます普及すると思われる．さらに医療の質を高め，他院との差別化を図るためにも種々の工夫がなされるであろう．その際，口腔ケアは強力なツールになりうると思われる．

2 誤嚥性肺炎

　誤嚥性肺炎は，主に夜間の不顕性唾液誤嚥によって起こるといわれている．感染の成立には，

　　①感染を引き起こすのに十分な量の細菌が存在すること
　　②細菌の侵入路が存在すること
　　③宿主の免疫力が低いこと

の3つすべてを満たす必要がある．このことを前提に，誤嚥性肺炎の予防に対して以下のような戦略を立てることができる（図1）．

1) ①に対して：口腔内および咽頭部の細菌数を減少させるために，徹底した口腔ケア（狭義）を行う（口腔管理…歯科衛生士，看護師，リハビリ担当セラピスト，歯科医師，介護担当者）．

2) ②に対して：細菌を容易に肺へ落下（到達）させないために，摂食嚥下訓練を行い，嚥下を補助するために義歯やPAP（舌接触床）を装着する．咽喉頭反射の亢進を目的としてACE阻害剤の投与やカプサイシンの塗布を行う（リハビリテーション：言語，摂食，咀嚼，嚥下訓練…リハビリ担当セラピスト，看護師，歯科衛生士，歯科医師，

医師).

3) ③に対して：細菌が肺に落下（到達）しても定着しないように免疫力を高める．必要栄養量を算出し，適切な栄養ルートを確保して計画的に栄養を補給する．ADLを上げ，糖尿病などの免疫抑制疾患のコントロールを行う（栄養管理…NSTメンバーなど）．

広義の口腔ケアは，1）のみならず2）あるいは3）の一部を含むと思われるが，これらを歯科医師や内科主治医がすべて単独で行うことは不可能である．口腔ケアでさえ今や多くの職種がそれぞれのパーツを担当・カバーすることによって成り立っている．

<感染が成立するためには>

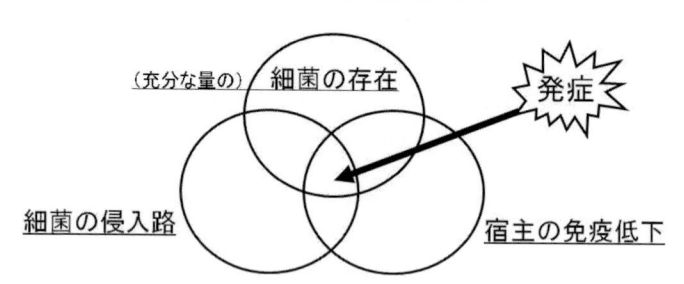

① 口腔・咽頭の細菌を減少させる ➡ 口腔管理
② 進入路を防ぐ ➡ 嚥下訓練，嚥下補助装置
③ 抵抗力を上げる ➡ 栄養管理

図1　感染の成立と対策

3 糖尿病

　生活習慣病としての糖尿病は，ライフスタイルの欧米化に伴い着実に増加している．そして種々の疫学的調査から，糖尿病が歯周病のリスク因子であることが分かってきている．さらに肥満とともに炎症の存在がインスリン抵抗性を増大させることから，慢性化膿性炎症である歯周病の存在が血糖コントロールに悪影響を与えるという報告も信憑性が高い．実際に歯周病治療を行うことによりヘモグロビンA1c（HbA1c）が低下した症例が多数報告されている．歯周病を治療することによって糖尿病の治療が良好に行えるならば，口腔ケアは糖尿病の診断当初からフットケアと同様に強調されなければならない指導項目である．歯科併設の病院では，内科で糖尿病の診断がなされると歯科への対診が行われ，歯周病の治療を受けるよう勧告されるシステムが構築されつつあり，いくつかの施設では糖尿病教育入院のクリニカルパスに口腔ケアを組み込んでいる．

　糖尿病の合併症は「神経障害」，「網膜症」，「腎症」，「大血管障害」，「細小血管障害」で

あるが,「歯周病」を第6番目の合併症として考えるようになった．したがって，合併症を含めた糖尿病治療には眼科，腎臓内科，循環器内科，皮膚科，歯科など多くの診療科が関わることになる．また，歯周病の存在が血糖コントロールを不良にするという観点から糖尿病の治療の柱として食事（栄養）療法，運動療法，薬物療法（経口治療薬，インスリン），禁煙指導に加えて歯周病治療が挙げられるようになってきた．

糖尿病を代表とする生活習慣病の治療は多くの診療科，職種が参加するチーム医療により成り立っているが，この場合の歯周病治療はNSTや誤嚥性肺炎の項で述べた「多職種が関わる口腔ケア」と異なり，きわめて専門的な「治療」になる．

3. 病院と地域が一体となったチーム医療

～急性期から在宅までの「口腔ケアのチェーン」

高齢化の進んだ地域の急性期病院では，肺炎患者が入院患者の多くを占める．その多くは後期高齢者であり，誤嚥性肺炎で入退院を繰り返すいわゆるリピーターである．たいていは基礎疾患として高血圧や糖尿病を持っている．これだけ医療の高度化した国で，何回も同じ病気で入院を繰り返すのはどのような問題点があるのだろうか．

図1に挙げた感染（誤嚥性肺炎）の成立に必要な3つの輪（口腔内細菌，誤嚥，宿主の抵抗力）に対する戦略のどれかが欠落しているのではないかと考えられる．つまり，肺炎に対して薬物治療が行われ，炎症反応が消失しても肺炎を発症するに至った原因や要因，環境が取り除かれないまま退院していくことを物語っている．

1 チェーン型連携

在宅や高齢者施設で療養する患者の多くは，脳血管障害や神経筋疾患など何らかの形で病院を経由している．もともと急性期の病院に入院し，急性期治療を経て回復期，慢性期の施設あるいは居宅へと転出していった患者である．前述したように急性期病院ではICUなどベッドサイドで口腔ケアが行われていても，退院後次の施設や居宅で口腔ケアが行われなかったり，チェックがされていなかったりすると，それまで行われてきた口腔ケアの効果は途端に消失してしまう．このような有病高齢者の肺炎や口腔合併症を防ぐためには，病院から施設，在宅と療養する場所が変わっても途切れずに，しかも質の高い口腔ケアが継続して提供されるシステムを構築する必要がある．従来の病院と診療所間の医師のみによる「ピンポン型」の紹介システムではなく，患者の居場所に合わせて次々とつながっていく「チェーン型」の連携システムが必要となる（図2）．

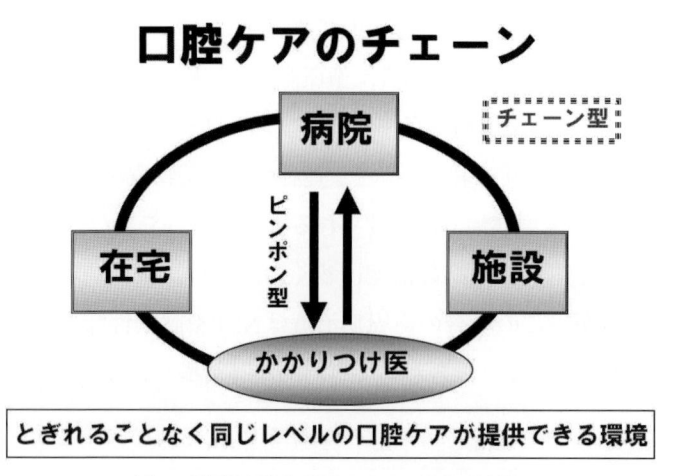

図2 誤嚥性肺炎予防のための地域連携

2 チーム医療

　第5次改正医療法では，途切れない連携のことを「シームレス（な医療）」と表し，地域連携パスを用いることを推奨している．実際には縫い目（シーム）はあっても，ほころびのない連携が必要なのであるが．入院前から退院後もかかりつけ歯科医で口腔管理を行うという千葉県柏市での病院診連携システムや県西部浜松医療センターの「PEG造設患者の口腔ケア地域連携」パス（入院中のケアだけでなく，PEGの手術が決定した時点で入院前口腔ケアをかかりつけ歯科医で行い退院後も継続していく代表的なチェーン型連携パス）などは先駆的な試みである．病院だけでなく地域全体でチームを編成することの重要性と口腔ケアの必要性がようやく理解されてきたようである．

　このチェーン型連携は口腔ケアに限ったことではなく，図1に示す3つの戦略（口腔管理，リハビリテーション，栄養管理）すべてにあてはまることである．急性期から在宅に至るそれぞれの居場所でチーム医療が行われ，それぞれの職種間で連携の輪が途切れずにつながっていくことが重要である（図3）．

3 病期・病態別の口腔ケア

　急性期を担当する病院では患者の救命や原疾患そのものの治療が第一義となるため，口腔管理は後回しになる可能性がある．しかし，患者のQOLを考えるとき合併する疾患への配慮やその後の生活に向けてのリハビリ，ケアの第一歩として重要な意味を持つと考えられ，最近では急性期病院といえども早期から口腔ケアを導入する傾向にある．その目的は患者本人，家族に口腔管理の銃余生を認識させモチベーションを向上させることにある．もちろん廃用予防など多くの付帯的な目的はあるが，急性期病院でのゴールはあくま

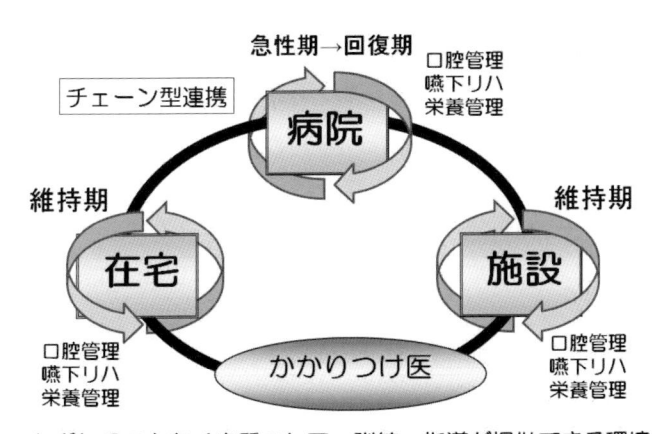

図3 肺炎予防のためのチェーン型連携

でも肺炎の治癒にとどまるのである．急性期病院の役割は，ケアの輪が途切れないように地域につないでいくことである．

同様に，回復期病床や療養病床での口腔ケアの目的やゴールは当然異なる．癌終末期の緩和ケアにおける口腔管理は死に向けてのQOLを意識したものになり，脳血管障害慢性期の患者とは異なった対応になるべきであろう．

究極のチーム医療とは，病院という単一の組織の中で編成されるものではなく，地域と病院が一体となったチームを組むことである．今後，後期高齢者の増加とともにその必要性は高まっていくものと思われる．

誤嚥性肺炎を例に取れば，急性期病院では救命治療と口腔ケア，栄養管理，社会復帰に向けてのリハビリなど多職種によるインテンシブなチーム医療が行われる．

次いで，病院から退院した後もこの集中的なチーム医療が途切れずに続いていくように，地域連携パスあるいは次の施設に向けて情報を発信するシステム，つまりチェーン型の連携の第一歩を踏み出す．これは口腔ケア，栄養管理，リハビリそれぞれの職種別，そして疾患別に行われる．

受けての施設（あるいは在宅）では同様なチーム医療を行うが，急性期を脱した後の回復期，緩和ケアを目的とした終末期などそれぞれの病期・病態に応じた目標とゴールが設定される（図4）．

現在の高度に発達した医療制度は，脳卒中の発症から終末期までのすべての治療・ケアを同一の施設だけでまかなうことは残念ながら許さない．患者は自分の意思に関係なく，急性期病院から在宅に至るまで病期によって次々と居場所を変えることになる．したがっ

て，居場所が変わっても，途切れることなく同じレベルの良質なケアが提供できるシステムを構築することは医療人としての義務であると考える．

- チェーン型連携（途切れない連携：連携パス）
- チーム医療（職種間連携）
  - オーラルマネジメント（歯科医師、DH、Ns）
  - 栄養管理（医師、栄養士、Ns）
  - 摂食・嚥下訓練（セラピスト、Ns、DH）
- 病期・病態別ケア（場面別の目標、ゴール）
  - 急性期 ⇒ 回復期 ⇒ 慢性期 ⇒ 終末期
  - 変性疾患・脳卒中後遺症、気管内挿管の有無

図4 誤嚥性肺炎予防：連携の3本柱
DH：歯科衛生士　Ns：看護師

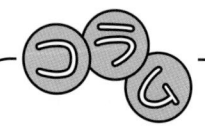

コラム　ST（言語聴覚士）さんからの一言

　STは嚥下障害のリハビリテーションにおいては最も専門的な職種である．この分野では先駆的な方々も多く，嚥下障害の臨床はリハ医，耳鼻科医，神経内科医とSTが牽引してきたといっても過言ではない．彼らもまた，口腔を覗くプロである．彼らとの話の中でふう〜んというよう意外な意見を聞くことがある．例えば，口腔ケアはスキンシップだという．反応がない患者の今日のコンディションや反応の出具合などを見ているらしい．

　STから歯科医師や歯科衛生士にあえて一言と聞いてみた．「全く合っていない義歯を入れている患者や大きなむし歯がたくさん放置されている患者，口腔内の汚れがひどい患者などにであうと，もっと歯科受診を促して精度の高い治療や指導を徹底してもらいたいと思う．口腔ケアにしても，嚥下訓練を担当するのではなくて本来の仕事としての口腔清掃の方法や手順を確立して欲しいと思うことがある」と辛辣な意見が返ってきた．ごもっとも！

（足立　了平）

11章 地域連携クリティカルパス

1. 医療制度改革と保健医療計画

1 病院完結型医療から地域完結型医療へ

　特定健診・保健指導，後期高齢者医療制度，療養病床の再編成など保健・医療・介護の一体的な改革として国が進める医療制度改革により，急速な勢いで医療を取り巻く体制が変化している．在宅医療の推進，そして入院から在宅まで切れ目のない医療体制を整備することも，この改革の大きな柱となっている．医療機関は，その機能（役割）を分担し，さらにお互いに連携を取りながら，一人ひとりの患者の治療を進めていくことになる．

　一つの病院で最初から最後まで治療をする「病院完結型医療」から，複数の病院や施設，介護サービス事業所など地域の中で分担して行う「地域完結型医療・介護」にシフトしているのである．

4疾病
（同項第4号に基づき省令で規定）
→生活習慣病その他の国民の健康の保持を図るために特に広範かつ継続的な医療の提供が必要と認められる疾患として厚生労働省令で定めるものの治療又は予防に係る事業に関する事項
＜医療法施行規則第30条の28＞
- がん
- 脳卒中
- 急性心筋梗塞
- 糖尿病

5事業[＝救急医療等確保事業]
（同項第5号で規定）
→医療の確保に必要な事業
- 救急医療
- 災害時における医療
- へき地の医療
- 周産期医療
- 小児医療（小児救急医療を含む）
- 上記のほか、都道府県知事が疾病の発生状況に照らして特に必要と認める医療

図1　4疾病5事業の医療連携体制（都道府県保健医療計画）
医療法第30条の4　第2項第2号

2 4疾病5事業ごとの地域医療連携

　平成20年4月に各都道府県で策定するよう義務づけられた第五次保健医療計画では，がん，脳卒中，急性心筋梗塞，糖尿病の4疾病および救急医療，災害時における医療，へき地の医療，周産期医療，小児救急医療の5事業ごとの医療連携体制を地域の中で具体的に記載されている[1]（図1）．各医療機関は救急医療，回復期リハビリなど，地域の中での医療機能を明確にし，地域住民にわかりやすく公表することになっている．そして，医療や介護の役割を分担しながら適切に患者の受け渡しのためのバトンパスをしなければならない．患者を次の病院に繋ぐためには，治療やリハビリの計画を一連のものとし，さらに患者情報を適切に，確実に渡していかなくてはならない．急性期病院から回復期リハビリテーション病院，そして維持期の病院・施設へ，さらに在宅へと地域で全ての医療機関や介護施設，居宅サービス事業所などが，一人ひとりの患者の情報を共有しながら計画的に治療・ケアしていく体制を整備する必要がある．

2. 医療連携体制の中での歯科の役割

1 病院は無歯科医村？

　入院患者の口腔に目を向けると，脳卒中などを発症し，病院に入院した場合には，歯みがきができない，口腔が乾燥するなど口腔疾患が発生するリスクが高い上，口腔内の状況は見逃されがちである．う蝕（むし歯），義歯の不具合により咀嚼が十分にできず低栄養状態に陥ったり，嚥下障害や認知症があったりする場合には，口腔清掃不良により誤嚥性肺炎を併発し，ADLの著しい低下をきたすことも多い．急性期病院で，経口摂取できないため長期間義歯を外されたままであった結果，義歯が合わなくなり，嚥下機能が回復してもペースト食やキザミ食を食べることを強いられているケースにもよく遭遇する．そのうち義歯を紛失し，数ヵ月後，施設に入所あるいは居宅に戻ってから，やっと訪問歯科診療を利用して義歯を作り始めるというのが現状ではなかろうか．

　このような状況を解消するためには，病院や施設間で，口腔情報を医師，歯科医師，看護師，歯科衛生士，リハビリスタッフ，管理栄養士など多職種で共有し，歯科治療や口腔ケアのバトンパスを上手くできるような仕組み作りが必要となる．また，かかりつけ歯科医と病院歯科の連携体制は，歯科疾患治療のための患者紹介体制に加えて，脳卒中など他疾患で入院中の患者の口腔ケアや歯科治療，栄養サポートのための連携体制を新たに構築していかなくてはならない．

2 4疾病5事業における歯科医療の役割

　前述した都道府県ごとの保健医療計画において，いくつかの県では4疾病5事業における歯科医療の役割を明確に位置づけている．図2には，香川県における脳卒中の医療体制を示してある[2]．急性期，回復期，維持期，在宅とどのステージにおいても歯科医療として口腔管理，口腔機能リハビリテーションが介入できる体制となっている．計画文書には，「脳卒中による口腔機能（食べる，飲み込む，会話するなどの日常生活における口の機能）の障害に対して，廃用症候群を予防する観点からも，経口摂取への移行に向けた口腔機能リハビリテーション（食べて飲み込む訓練）を，適切な評価に基づきできるだけ早期から実施する必要がある．さらに，口腔ケアは脳卒中の合併症としての誤嚥性肺炎を予防する効果がある．また，急性期，回復期，維持期を通して，口腔管理（検診・治療・口腔ケア）を継続することも重要である．なお，経口摂取のためには，入れ歯の調整や作製が必要になることも多いことに留意する必要がある．」と記載されている．また，長崎県保健医療計画「脳卒中の医療体制」においては，急性期，回復期，慢性期に加えて，転院・退院時連携体制を整備することになっている[3]．

　兵庫県における保健医療計画の中の「めざすべき糖尿病の医療体制」では，「糖尿病の合併症である歯周病の治療を実施する．また，歯周病治療によって血糖値コントロールも改善すると言われており，他の機能類型を担う医療機関との連携が求められる．」と記載

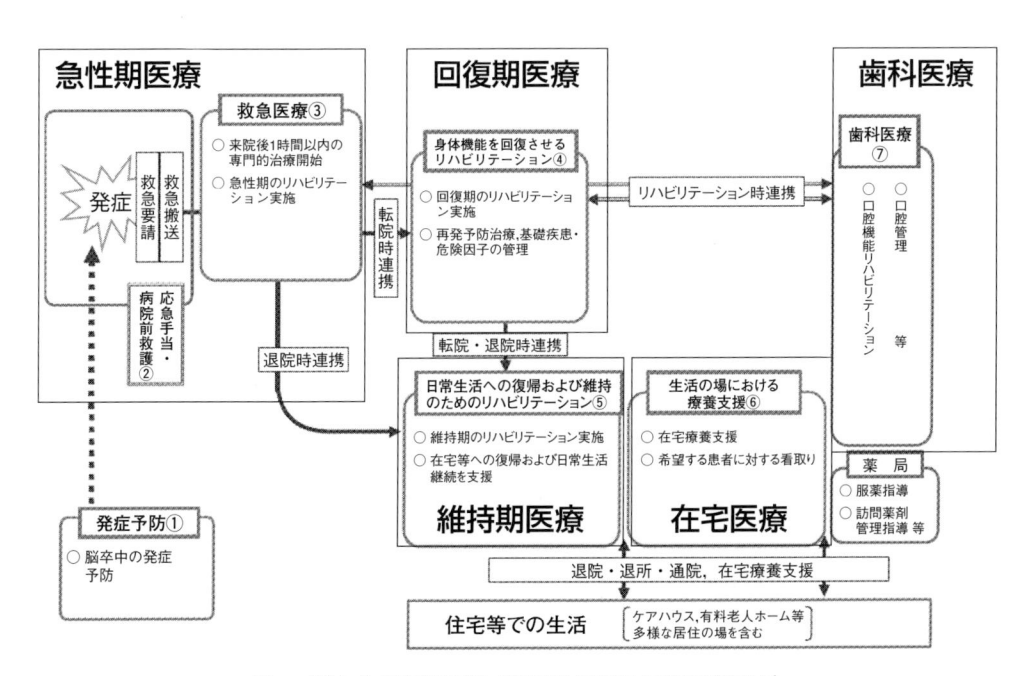

図2　脳卒中の医療体制（第五次香川県保健医療計画）

されている[4]．

3. 地域連携クリティカルパスとは

1 クリティカルパスとは？

　地域における疾病ごとの医療連携体制を実践するツールとして，地域連携クリティカルパスが普及している．クリティカルパスとは，もともとはアメリカの工業界で製品製造作業工程の効率化を図るために作られた工程計画・管理手法の一つであった．これを医療の分野にも応用し良質な医療を効率的，かつ安全，適正に提供するための手段として開発した疾病あるいは治療法ごとの診療計画表を病院ではクリティカルパスあるいはクリニカルパスと呼んでいる．たとえば，胃がん手術，胆石手術，大腸ポリープ切除などの治療実施計画を，パターン化したものとして検査，処置，薬剤，食事，リハビリ，指導，説明などの予定を，医師を含めた医療チームで検討して作成しておく．定型化しにくい医療業務を標準化することによってシステム化を促進する．このクリティカルパスを適用することで，医師は検査や処置のオーダー，それに伴う段取りがスムーズになり手間が省ける．また必要な検査・処置の抜けがなくなる．看護師は，業務の効率化が進み，看護業務が明確化する．病院管理部門としては，質の向上とコスト管理に繋がり経営が改善する．患者側は，受ける医療の内容，予定がわかりやすいなどのメリットがある．

2 地域連携クリティカルパス

　紹介率の向上，在院日数の短縮化，DPC（p.57参照）の導入に伴い医療機関間での役割分担が求められる中，クリティカルパスも急性期病院から回復期病院を経て早期に在宅に帰れるような診療計画を作成し，治療を受ける全ての医療機関で共有して用いるものが必要となる．これがいわゆる地域連携クリティカルパスであり，シームレス（継ぎ目のない）なケアを提供するためのツールとなる（図3）．連携する複数の医療機関が，役割分担を含め，前もって診療予定を患者や家族に説明し手渡すことにより，患者が安心して医療を受けられるようにする．医療提供サイドとしては，例えば回復期病院では，患者がどのような状態で転院してくるかをあらかじめ把握できるため，重複した検査をせずに済むなど，転院早々から効果的なリハビリを開始できる．これにより，医療連携体制に基づく地域完結型医療を具現化することができるが，実際に連携パスを機能させるためには地域現場での医療・介護のネットワーク作りが大切である．

　地域連携クリティカルパスを使用することによる医療保険上の評価は，平成18年に大

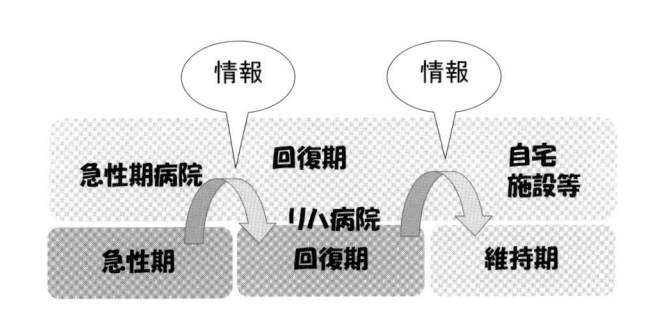

図3　シームレスケア：切れ目のない，つなぎ目のない医療

回復期リハ病棟から在宅・療養病床等へは伝わっていくが，急性期病院の情報が在宅・療養病床に伝わらない，維持期から回復期，回復期から急性期へ情報が流れていかない，というように一方的な情報の流れのみで情報が循環することがなかった．そのため，入退院・施設入所・転院を繰り返す患者様の情報は断絶した状態となってしまい，その都度情報を集める必要があった．

腿骨頸部骨折で導入され，平成20年からは対象疾患が脳卒中にも拡大された．「地域連携診療計画管理料900点」「地域連携診療計画退院時指導料600点」が適用ケースにおいて算定できるようになっている．

　急性期から回復期，維持期，在宅へと患者が次々と流れていく過程で，患者の口腔，食べることへの支援を確実に行う必要があるが，口腔ケアのチェーンを形成するためには地域連携クリティカルパスへのアプローチが鍵になると言っても過言ではないだろう．

4. 香川シームレスケア研究会の活動

❶ 医療機関のみの連携ではなく，在宅での療養を視野に入れたパスの作成

　香川県の西半分，中西讃地区では，医療機関や介護サービス事業所間での情報の共有化と患者・家族が安心できる連携体制を確立することを目標に，平成17年11月に香川労災病院，三豊総合病院，綾川町国保陶病院が中心となり香川シームレスケア研究会を立ち上げた．研究会では1～2ヵ月に1度，地域連携に関する情報提供・報告，地域連携クリティカルパスの作成や運用するための検討，症例報告が定期的に行われている．研究会には，医療機関のみならず保健所，県庁，地域包括支援センターなどの行政機関や居宅介護支援事業所や訪問看護ステーションなどの介護関係の職員も参加している．連携パスは，①脳卒中，②大腿骨近位部骨折，③嚥下・NST，④在宅，⑤歯科在宅の5種類ある．香川シームレスケア研究会の活動の特徴は，医療機関のみの連携ではなく，在宅での療養を視野に入れたパスを作成していることである．在宅連携パスはケアマネジャーが毎月の業務

であるモニタリングに使用することができ，入院中医療機関と在宅かかりつけ医を繋ぐ役割も担っている．これら一連のパスの中には，かかりつけ歯科医や口腔の情報も組み込まれている[5)6)7)]．

2 地域連携パスにおける口腔の情報

図4は全体連携図であり，「かかりつけ歯科医」の情報を記載する欄を設けている．かかりつけ歯科医の普及・定着が推進されるなか，要介護者などの在宅における口腔管理や口腔機能リハビリテーションもかかりつけ機能であり，急性期病院に入院した時から，かかりつけ歯科医を把握することによって，歯科専門職と連携しながら在宅に向けての適切な口腔管理が可能となる．

図5，図6は脳卒中，嚥下・NST，在宅，歯科在宅パスの構成と口腔や嚥下に関する情報の場所を示している．脳卒中パスは①基本情報，②リハビリテーションステップ，③入院前状況，④転院時の状態，⑤各職種からのコメント，⑥退院時情報在宅関係で構成されている．急性期病院での記入例では，入院時にかかりつけ歯科医の情報を担当看護師などが聴取し記載，コメントの欄にはどの職種でも記載できるようになっており，歯科医師，歯科衛生士が口腔の状況，次の施設への伝達事項を記入している．歯科医師や歯科衛生士は退院時など，繋ぎ目に係わって患者の口腔情報を次の病院，施設の医師，看護師，介護士，あるいは歯科医療を担当するかかりつけ歯科医，歯科衛生士，また在宅ケアを担当す

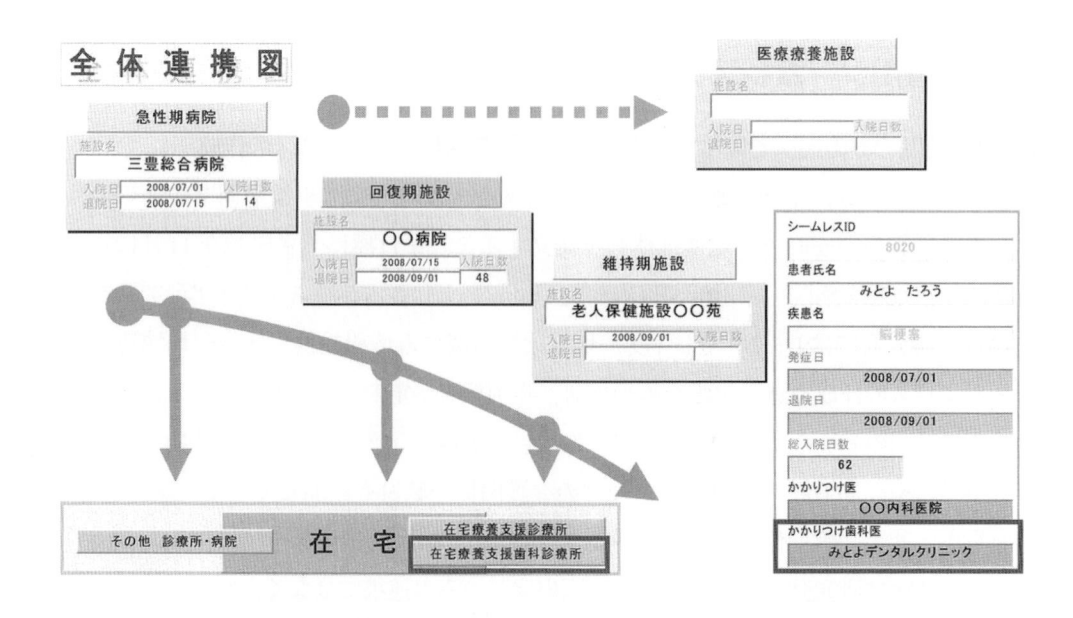

図4 脳卒中連携パス「全体連携図」（香川シームレスケア研究会）

脳卒中，嚥下・NST地域連携クリティカルパスの構成

脳卒中パス
1. 連携全体図 —[・かかりつけ歯科医]
2. 病院前・救急
3. 急性期病院シート
4. 回復期施設シート ─[・かかりつけ歯科医 ・嚥下障害]
5. 維持期施設シート
6. 医療療養施設シート ─[・かかりつけ歯科医 ・歯と口の状態]
7. 退院時バリアンスチェック・シート
8. 在宅モニタリング用紙 —[・歯と口の状態]
9. 発症から1年後の評価
10. 評価表

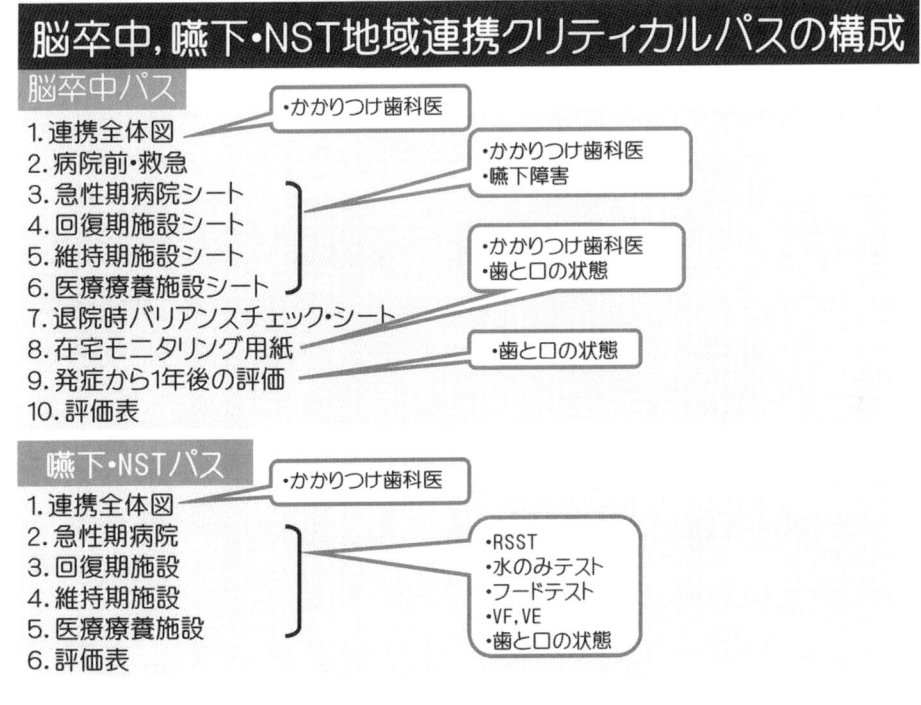

嚥下・NSTパス
1. 連携全体図 —[・かかりつけ歯科医]
2. 急性期病院
3. 回復期施設
4. 維持期施設 ─[・RSST ・水のみテスト ・フードテスト ・VF, VE ・歯と口の状態]
5. 医療療養施設
6. 評価表

図5　脳卒中・NST地域連携パスの構成および歯科関連項目の分布

在宅，歯科在宅クリティカルパスの構成

在宅パス（ケアマネジャーがモニタリングに使用）
1. 連携全体図 —[かかりつけ歯科医]
2. 在宅経過まとめ用紙
3. 発症から1年後の評価 ─[・嚥下障害 ・かかりつけ歯科医 ・歯と口の状態]
4. 開始時〜1・2か月
5. 3・4・5か月……

歯科在宅パス（退院時や在宅での情報提供に使用）
1. 連携全体図 —[かかりつけ歯科医]
2. 在宅経過まとめ用紙
3. 発症から1年後の評価 ─[・歯と口の状態 ・口腔機能の状態 ・管理計画 ・改善目標 ・治療管理期間 ・頻度 ・特記事項]
4. 開始時〜1・2か月
5. 3・4・5か月……

患者様用
1. あなたの療養生活経過表 —[・食事・嚥下 ・歯と口の状態 ・訪問歯科医コメント]

香川シームレスケア研究会

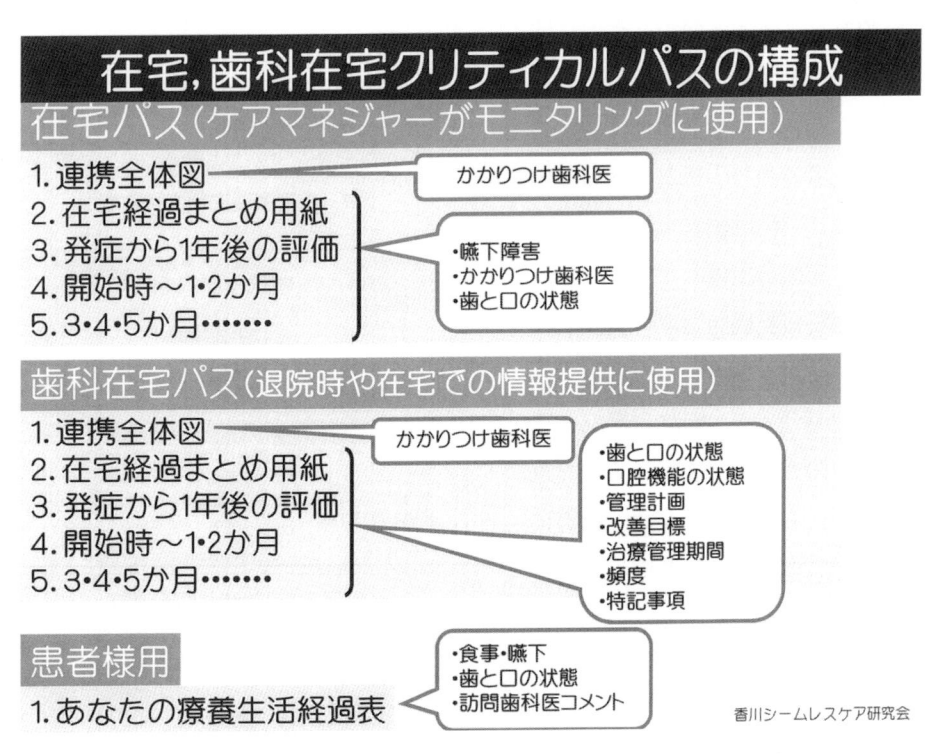

図6　在宅，歯科在宅連携パスの構成および歯科関連項目の分布

るケアマネジャーに伝達するツールとして地域連携パスを上手く活用することを期待している．嚥下・NSTシートには，RSST，水飲みテスト，VF，VEなど嚥下機能の検査結果や，栄養状況を記載する．

在宅パスは，前述したようにケアマネジャーが毎月のモニタリングの使用，また在宅から入院する際には，在宅生活期間の情報を記載し，入院先に提供するようになっている．歯科治療や口腔ケアの介入は在宅から開始されることも多い．したがって，ケアマネジャーは口腔内をアセスメントし，その結果，口腔に関する問題があれば，訪問歯科診療などのサービス提供に繋げる重要な役割を担っている．ケアマネジャーが口腔を観察できるよう，在宅パスには，歯や義歯，口腔清掃，口腔乾燥などの情報を記載する欄がある．

5．在宅歯科医療と歯科在宅パス

1 在宅療養支援歯科診療所の創設

平成20年4月の医療保険改正より，在宅療養支援歯科診療所が創設された．後期高齢者の在宅または社会福祉施設などにおける療養を支援するのが，その目的である（図7）．在宅療養支援歯科診療所の歯科医師が在宅又は社会福祉施設において後期高齢者の歯科疾患および口腔機能の評価をし，管理計画書を作成，文書により患者・家族に提供した場合，後期高齢者在宅療養口腔機能管理料（在口管）が算定できる（平成22年4月からは歯科疾患在宅療養管理料）．また，退院に際して，退院後の在宅療養を担う歯科診療所の歯科医師，歯科衛生士が共同指導に参加した場合には，退院時共同指導料が算定できることになった（図8）．

後期高齢者の在宅又は社会福祉施設等における療養を歯科医療面から支援する歯科診療所を「在宅療養支援歯科診療所」と位置づけ，その機能の評価を新設する．

在宅療養支援歯科診療所の新設
[施設基準]
1 所定の研修を受講した常勤の歯科医師が1名以上配置されていること
2 歯科衛生士が1名以上配置されていること
3 必要に応じて，患者又は家族，在宅医療を担う医師，介護・福祉関係者等に情報提供できる体制を整えていること
4 在宅医療に係わる後方支援の機能を有する別の保険医療機関との連携体制が確保されていること

図7 在宅療養支援歯科診療所

1．退院後の在宅療養を担う保険医療機関と連携する歯科診療所の歯科医師又は歯科衛生士が，共同指導に参加した場合の評価を新設する．

退院時共同指導料1
1 在宅療養歯科診療所の場合　　600点
2 1以外の場合　　　　　　　　300点

2．入院中の保険医療機関の保険医である歯科医師，看護師，歯科衛生士等が入院中の患者に対して，患者の同意を得て，退院後の在宅での療養上必要な説明及び指導を，在宅療養を担う保険医療機関の医師，看護師等と共同して行った場合の評価を新設する．

退院時共同指導料2　　300点

図8 退院時共同指導料

2 歯科在宅パス

香川シームレスケア研究会が作成した歯科在宅パスは，この後期高齢者在宅療養口腔

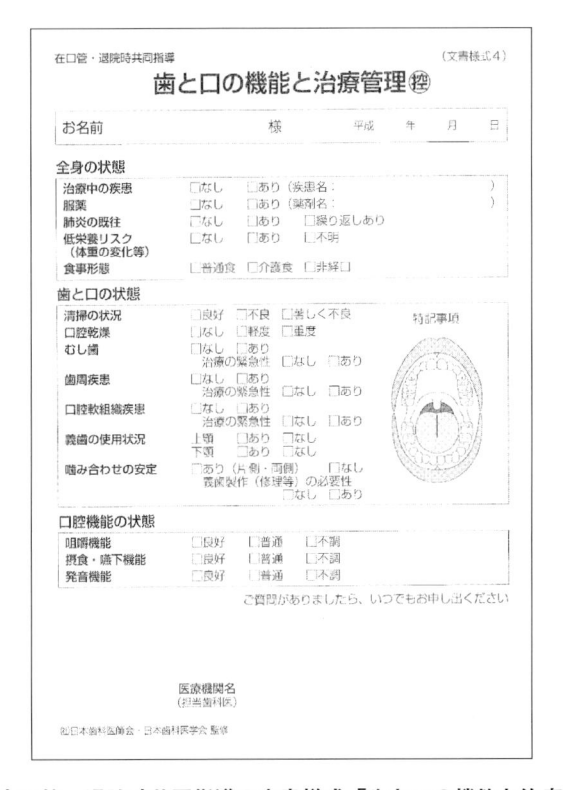

図9 在口管・退院時共同指導の文書様式「歯と口の機能と治療管理」

機能管理料（在口管），退院時共同指導料を算定するにあたって，日本歯科医師会，日本歯科医学会が作成した口腔機能を管理する書式「歯と口の機能と治療管理」（図9）をそのまま採用した．すなわち歯科在宅パスを記入し，患者や連携する医療関係者に文書提供することで，後期高齢者在宅療養口腔機能管理料（在口管）または退院時共同指導料が算定可能であり，またケアマネジャーへの情報提供に使用できるようになっている．在宅療養中の患者が入院した際には，入院した医療機関に情報提供するために在宅でのまとめ様式に記載する．平成22年4月の歯科診療報酬改定により在口管が廃止され，歯科疾患在宅療養管理料（歯在管）および口腔機能管理加算が新設されているので，パスシートも改定予定である．

6. 歯科在宅パスの運用

関係する医療機関，介護施設，ケアマネジャーなどでパスシートを作成すれば，必ずしも連携が取れるというわけではない．肝心なのは，皆で話し合って作成したパスシート

をどのように運用するかである．香川県歯科医師会では，香川シームレスケア研究会や香川県介護支援専門員協会と連携をとりつつ，研修会などで情報を共有しながらパスシートの受け渡しルートを確認している（図10）．急性期病院から回復期リハビリテーション病院へ転院する場合，急性期の歯科口腔外科の歯科医師が歯科パスを記入し，脳卒中パスや大腿骨近位部骨折パスと一緒に転院先に送る．転院先病院に歯科診療科がない場合には，かかりつけ歯科医や転院先病院に訪問診療することができる歯科医師にも紹介状と併せて，病院用の脳卒中パスあるいは大腿骨近位部骨折パスおよび歯科パスを送るようにしている．在宅より歯科が介入するような場合には，ケアマネジャーから病院用パスを受け取り，訪問歯科診療後に歯科在宅パスを記入し，患者家族やケアマネジャーに情報提供としてパスシートを送る（図11）．

パスシートの運搬は，現在ほとんどが紙かCDなどの電子媒体で行っているが，遠隔画像診断システムなどに使用されているセキュリティーが保証されたインターネットの遠隔医療ネットワーク（K-MIX，四国電力）も利用できる準備が整っている．

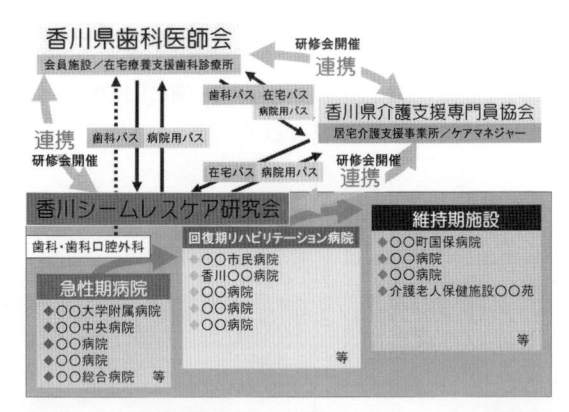

図10 香川県歯科医師会と香川シームレスケア研究会との連携体制

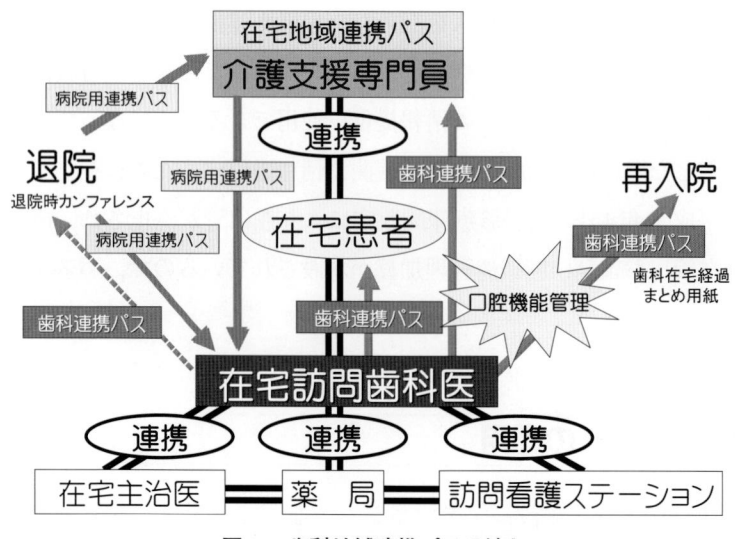

図11 歯科地域連携パスの流れ

在宅での口腔，嚥下，栄養などのニーズの把握，パス運用には，ケアマネジャーがキーパーソンとなるので，日頃からの顔の見える連携に心がけたい．また病院では，退院時に歯科治療や口腔ケアの継続が必要な場合には，かかりつけ歯科医を把握し，退院時カンファレンスに呼び出して欲しい．

7．歯科パスを使用した病院歯科とかかりつけ歯科医の連携事例

事例は，86歳男性，平成10年に脳梗塞，高血圧，高脂血症の既往がある．平成19年3月に嗄声出現，精査中に胸部大動脈瘤が見つかり，K中央病院心臓外科にて通院でフォローされていた．平成20年7月21日に自宅の作業所で仕事中に倒れ，M総合病院に救急搬送．アテローム硬化症による小脳梗塞と診断され，内科にて保存的治療，リハビリテーションを行うことになった（図12）．

入院1週間後に，口腔内の汚染，右下奥歯の動揺のため内科より歯科紹介となった．歯科初診時には，残存歯14本，歯に痰が多量に付着している状態であり，右下第1代臼歯に

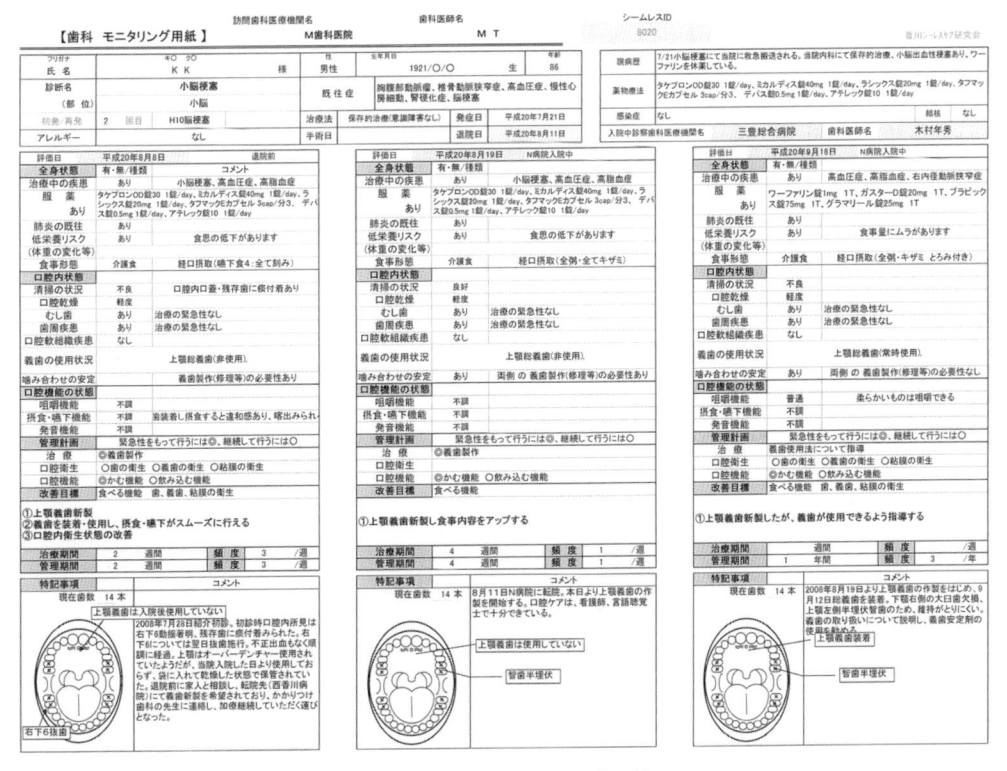

図12　歯科モニタリング用紙

は著しい動揺があった（図13）．動揺歯は，主治医に抜歯の可否を確認後，翌日抜歯した．口腔衛生状態不良に対しては看護師による口腔ケアに加えて，定期的に歯科衛生士による専門的口腔ケアを実施することになった．上顎の欠損歯部分の義歯を持っていたが，噛み合わせ，適合が悪く，使用できる状態ではなかった．義歯の新規作製が必要と判断されたが，転院も近いことから，ご家族とも相談し，転院後にかかりつけ歯科医に訪問歯科診療で義歯を作製することになった．

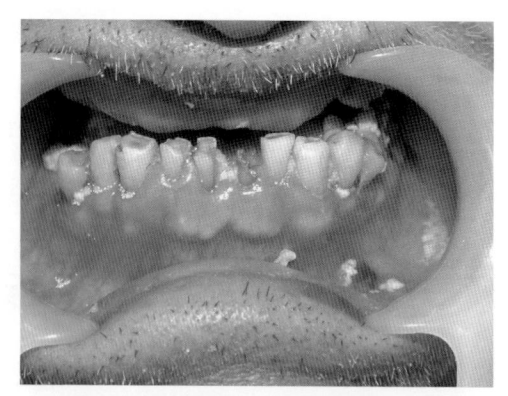

図13　M総合病院　歯科初診時の写真

　8月11日，N病院の回復期リハビリテーション病棟に転院．N病院には歯科がないため，かかりつけ歯科医であるN歯科医院が，8月19日より週1度の訪問診療で義歯を作製，9月12日に上顎義歯を装着した．義歯の安定が十分でないため，義歯安定剤を使用しながら，食事は柔らかいものなら十分咀嚼できるまでになった．N病院での約2ヵ月間のリハビリテーションにより，ベッドから車イスへの移乗も見守りで可能，歩行器訓練も行えるまでに回復した．今後，在宅に戻る予定であり，歯科についても，かかりつけ歯科医による定期的なフォローを行っていく．

8. まとめ

　それぞれの地域の中で急性期から回復期，維持期，在宅へと，医療や介護の連携体制を形成するためには，単にパスシートを作成し情報を受け渡しすればよい訳ではない．パスシートは情報を渡すバトンにすぎない．バトンを受け取った後どのように走るか，そして，誰にどのようにバトンを渡すかが大切である．そのためには地域内の医療機関・介護施設でどのような治療，ケアが行われているかを互いに理解し合い，みんなで集まって情報提供の方法を討論し，症例を検討することも必要であろう．今まで，歯科医師や歯科衛生士が歯科疾患以外の治療で，歯科と医科あるいは介護スタッフが連携をとって医療を行うことは少なかった．しかし，これからは脳卒中や糖尿病，がんの治療など歯科専門職も医療チームの一員として，そして在宅ケアの一員として，かかわることが求められるであろう．地域連携クリティカルパスを医科・歯科の連携体制を構築する一つのツールとして口腔ケアのチェーン作りに活用していただきたい．

参考文献

1) 厚生労働省：第3回社会保障審議会医療部会　資料2医療計画について，2007.
2) 香川県：第五次香川県保健医療計画　第3章　第2節．疾病ごとの医療連携体制の現状・課題と対策2，脳卒中，2008.
3) 長崎県：長崎県保健医療計画（平成20年3月改訂版）2．疾病又は事業ごとの医療体制の構築（2）脳卒中医療，2008.
4) 兵庫県：兵庫県保健医療計画，第1章　第4節　生活習慣病対策　4．糖尿病対策，2008.
5) 木村年秀：院内NSTから地域NSTへ．箱崎守男ほか（編著）医療連携による在宅歯科医療，p.212-215，ヒョーロン・パブリッシャーズ，2008.
6) 木村年秀：地域連携クリティカルパスと歯科医療，日本歯科医師会雑誌，2008: 61; 80-81.
7) 藤本俊一郎，大原昌樹ほか：地域連携クリティカルパス－脳卒中・大腿骨近位部骨折・嚥下NST・在宅・歯科在宅－，メディカルレビュー，2009.

12章 看護師から見た口腔ケア

1. 口腔アセスメントと口腔ケアプロトコル

　看護師が病棟で行う口腔ケアは，口腔アセスメントから始まる．日本では標準的口腔アセスメントはまだない．アメリカでは口腔アセスメントを分析し疾患や生活障害によって異なった口腔ケアプロトコルが作られ，それを定期的に監査している．口腔アセスメント表を用いて評価し，口腔ケアプロトコルに沿って実施・評価するという系統だった口腔ケアを展開している．

　口腔アセスメントには，Eilersの（Oral Assessment Guide：OAG）を推奨したい[1]（図1）．これはがん専門看護師Eilersらが，がん患者の口腔評価のために作成したものであるがICUや高齢者，小児でも広く使われている．このアセスメント表は声，嚥下，口唇，舌，唾液，粘膜，歯周，歯及び義歯の項目を1～3までの点数で評価するもので（合計点8～24），患者でも記入できる簡便なツールである．また，口腔アセスメント表で点数化することによって口腔内の状態を多職種間で共有できる．

Eilers Oral Assessment Guide (OAG)

項目	アセスメントの手段	診査方法	状態とスコア 1	状態とスコア 2	状態とスコア 3
声	聴く	患者と会話する	正常	低い，または擦れる	会話が困難，または痛みを伴う
嚥下	観察	嚥下をしてもらう咽頭反射テストのために舌圧子を舌の奥の方に優しく当て押し下げる	正常な嚥下	嚥下時に痛みがある，または嚥下が困難である	嚥下ができない
口唇	視診/触診	組織を観察し，触れる	滑らかでピンク色で潤いがある	乾燥している，またはひび割れている	水泡がある，または出血している
舌	視診/触診	組織の状態を触れ，観察する	ピンク色で潤いがあり，乳頭がしっかりしている	舌苔がある，または乳頭が失われてテカリがあり，同時に赤みをおびていることもある	水泡がある，またはひび割れている
唾液	舌圧子	舌圧子を口腔内に入れ，舌の中心部分と口腔底に触れる	水っぽくサラサラしている	粘度が高くネバネバしている	唾液が見られない（乾燥している）
粘膜	視診	組織の状態を観察する	ピンク色で潤いがある	赤みがある，または被膜に覆われている（白みがかっている），潰瘍はない	潰瘍があり，出血を伴うこともある
歯肉	視診/舌圧子	舌圧子や綿棒の先端で優しく組織を押す	ピンク色でスティップリングがあり，しっかりしている	浮腫があり，赤みを伴うこともある	自然出血がある，または押さえると出血する
歯と義歯	視診	歯の状態または義歯の接触部分を観察する	清潔で残渣がない	部分的に（歯がある場合，歯間など）歯垢や残渣がある	歯肉辺縁や義歯接触部全体に歯垢や残渣がある

Eilers J, Berger A, Oetersen M, Development, Testing, and Application of the Oral Assessment Guide. Oncology Nuesing Forum. 1988; 15(3): 325-330.

図1　アイラース（Eilers）の口腔アセスメント表

1 看護師が口腔ケアを実践するために

　Eilersから学んだことは，看護師が口腔ケアの質を高めるためには，自分たちが看護の対象としている患者の口腔の状態と生活障害との関係を調査することから始まる．

　口腔の状態は，口腔アセスメント表を使って評価する．このデータから，日常的口腔ケアの看護手順が妥当かどうかを検討し，患者の口腔ケアプロトコルを作成する．これは，年に1～2回検討することが必要である．また，患者の口腔内は様々であるため，標準的口腔ケアプロトコルから，逸脱している症例を念頭において個別性のある対応が必要な場合もある．

　看護教育担当者は，新人看護師教育や臨床看護師への最新知識を提供するための研修会を企画する．教育内容と業務手順にずれが生じないように調整することも必要である．

　看護管理者は，看護の質と病院経営，看護職員の満足度，患者の満足度など，検討して方策を取る．歯科のない病院での対応として，地域歯科医師会と連携し，協力支援が得られるシステムを作る必要がある．物の管理という点からみるとICUで使う口腔ケアグッズは看護提供用具にする．一方，予防のための手術前口腔ケアグッズは患者の自己負担にするなど院内で対応システムを作る．また，院内縦断組織であるNSTや摂食・嚥下リハビリテーションチーム，呼吸リハビリテーションチームなどと協働しやすいようにスタッフを任命し，活動を支援する必要がある

2 看護師が歯科との連携の重要性を理解すること

　2004年1月，高齢者リハビリテーションのあるべき方向の中で専門的口腔ケアの有用性が示された．2006年4月の介護保険制度改正では，予防重視型システムへの変換がはかられ，口腔機能向上は介護予防サービスとして実施された．2009年4月，介護保険改定において口腔機能維持管理加算（月1回30単位）が新設された．これは介護療養型医療施設を含む介護保険施設において行われる口腔ケア・マネジメントに対して，歯科医療関係者と連携をとり，実施した場合に算定が可能になった．チーム医療の一員として歯科医師や歯科衛生士を巻き込み，高齢者の口腔機能の維持に努め，食べることを支援する取り組みといえる．平成22年度診療報酬改定では，急性期入院医療において栄養管理や呼吸器装着患者の管理については他職種からなるチームによる取り組みが評価された．さらに，在宅歯科医療の推進，在宅及び障害者歯科医療の後方支援病院の機能強化が盛り込まれ，今後ますます，歯科が活躍することが期待される．それに伴い，患者に近い看護師が患者と歯科をつなぐ役割があると考える[2]．

3 在宅及び障害者歯科医療の後方支援病院の機能強化のための看護師の役割と業務

北海道大学歯学部附属病院地域支援医療部員としてチームで在宅歯科医療を後方支援する事業を担当した経験からよくある役に立つと思われる事例を紹介する．

事例1 入院中に口唇の傷から口腔ケアを考えた症例（図2）

女性，70代後半．小脳変性症，介護認定4，障害老人の生活自立度B-2，痴呆性老人の生活自立度Ⅰ，ADL全介助，ミキサー食

地域専門病院にリハビリのために入院中に口唇を噛んで傷ができることを主訴として訪問歯科を依頼された．口唇の傷と，口腔乾燥があり，口腔内は，食物残渣や薬が残存していた．歯は28本あり，う蝕はなく，歯面までプラークが付着し，歯肉の軽度炎症を認めた．口腔アセスメントは，19点であった．歯科医師は，口唇を保護するためにプロテクター（マウスピース）を作製した．歯科衛生士による専門的口腔清掃を行い，日常的口腔ケアの方法を紙に書いて病棟に掲示した．内容は，器質的口腔ケアと誤嚥性肺炎の予防の粘膜ケア，口腔乾燥のケアについてであった．在宅療養に戻る予定とのことで家族に口腔ケア指導をする計画を立て家族の来院調整を依頼した．1週間後，訪問した時は，病棟看護師の口腔ケアの実施で口腔アセスメントは，8点になった．口腔内は清潔な状態であった．夫と娘の話から，毎食後，歯ブラシと糸ようじを使い，丁寧にみがいていた．しかし，時々微熱が出ており，口蓋と舌，粘膜のケアは実施されていなかった．そこでスポンジブラシと粘膜ブラシを使った清掃方法と口腔乾燥があるのでマウスウォッシュ®や保湿剤オーラルバランス®の使い方について実地指導した．機能的口腔ケアについては，健口体操について説明し，パンフレットを渡した．退院前には，マウスピースの調整も終了し，口腔ケアにより，口腔アセスメントの評価が8点に保たれて口唇の傷も発熱もなくなった．その後は，3ヵ月に1回の定期受診でも問題はなかったため，以降のフォローをかかりつけ歯科に依頼した．

Eilers Oral Assessment Guide (OAG)

項目	アセスメントの手段	診査方法	状態とスコア 1	状態とスコア 2	状態とスコア 3
声	聴く	患者と会話する	正常	低い、または擦れる	会話が困難、または痛みを伴う
嚥下	観察	嚥下をしてもらう 咽頭反射テストのために舌圧子を舌の奥の方に優しく当て押し下げる	正常な嚥下	嚥下時に痛みがある、または嚥下が困難である	嚥下ができない
口唇	視診/触診	組織を観察し、触れる	滑らかでピンク色で潤いがある	乾燥している、またはひび割れている	水泡がある、または出血している
舌	視診/触診	組織の状態を触れ、観察する	ピンク色で潤いがあり、乳頭がしっかりしている	舌苔がある、または乳頭が失われてテカリがあり、同時に赤みをおびていることもある	水泡がある、またはひび割れている
唾液	舌圧子	舌圧子を口腔内に入れ、舌の中心部分と口腔底に触れる	水っぽくサラサラしている	粘度が高くネバネバしている	唾液が見られない（乾燥している）
粘膜	視診	組織の状態を観察する	ピンク色で潤いがある	赤みがある、または被膜に覆われている（白みがかっている）、潰瘍はない	潰瘍があり、出血を伴うこともある
歯肉	視診/舌圧子	舌圧子や綿棒の先端で優しく組織を押す	ピンク色でスティップリングがあり、しっかりしている	浮腫があり、赤みを伴うこともある	自然出血がある、または押さえると出血する
歯と義歯	視診	歯の状態または義歯の接触部分を観察する	清潔で残渣がない	部分的に（歯がある場合、歯間など）歯垢や残渣がある	歯肉辺縁や義歯接触部全体に歯垢や残渣がある

Eilers J, Berger A, Oetersen M, Development, Testing, and Application of the Oral Assessment Guide. Oncology Nuesing Forum. 1988; 15(3): 325-330.

☐ は該当項目です

口腔アセスメント初診時（スコア：19）

Eilers Oral Assessment Guide (OAG)

項目	アセスメントの手段	診査方法	状態とスコア 1	状態とスコア 2	状態とスコア 3
声	聴く	患者と会話する	正常	低い、または擦れる	会話が困難、または痛みを伴う
嚥下	観察	嚥下をしてもらう 咽頭反射テストのために舌圧子を舌の奥の方に優しく当て押し下げる	正常な嚥下	嚥下時に痛みがある、または嚥下が困難である	嚥下ができない
口唇	視診/触診	組織を観察し、触れる	滑らかでピンク色で潤いがある	乾燥している、またはひび割れている	水泡がある、または出血している
舌	視診/触診	組織の状態を触れ、観察する	ピンク色で潤いがあり、乳頭がしっかりしている	舌苔がある、または乳頭が失われてテカリがあり、同時に赤みをおびていることもある	水泡がある、またはひび割れている
唾液	舌圧子	舌圧子を口腔内に入れ、舌の中心部分と口腔底に触れる	水っぽくサラサラしている	粘度が高くネバネバしている	唾液が見られない（乾燥している）
粘膜	視診	組織の状態を観察する	ピンク色で潤いがある	赤みがある、または被膜に覆われている（白みがかっている）、潰瘍はない	潰瘍があり、出血を伴うこともある
歯肉	視診/舌圧子	舌圧子や綿棒の先端で優しく組織を押す	ピンク色でスティップリングがあり、しっかりしている	浮腫があり、赤みを伴うこともある	自然出血がある、または押さえると出血する
歯と義歯	視診	歯の状態または義歯の接触部分を観察する	清潔で残渣がない	部分的に（歯がある場合、歯間など）歯垢や残渣がある	歯肉辺縁や義歯接触部全体に歯垢や残渣がある

Eilers J, Berger A, Oetersen M, Development, Testing, and Application of the Oral Assessment Guide. Oncology Nuesing Forum. 1988; 15(3): 325-330.

☐ は該当項目です

1週間後訪問時（スコア：8）

図2　「事例1」のアセスメント評価

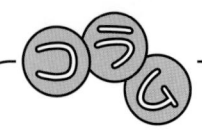

コラム　アメリカの看護師と口腔ケアの事例

　アメリカでは，看護師による口腔ケアに関する看護が感染予防策を始めとしてICUの口腔ケア，がん患者の口腔ケアとしても研究されている．また，QOL向上のためナーシングホームなどにおいても口腔ケアが実施されている．

1) 2007年2月に訪問したアメリカのUniversity of Southern California（USC）のNorris Cancer Hospitalのがん看護専門看護師Lisa Johnston RN, BN, OCNは，がんの治療を予定している患者の口腔ケアについて次の様に語った．患者は入院する2週間前までに歯科での治療と，専門的口腔ケアを受ける．この病院ではがん専門看護師が患者に口腔アセスメント表の使い方と口腔ケアのプロトコルについて教育し，患者が自分で口腔アセスメントをした上で，看護師と情報を共有する．看護師は，1日2回患者が行う口腔アセスメントの状況を確認し，症状の変化があれば，口腔ケアプロトコルを変更していた．彼女は，がん治療において口腔ケアは重要なポイントだと話した．詳細については，がん患者の口腔ケア（村松真澄監修：がん患者の口腔ケア，ナーシングトゥデイVol.24, No.12　p96-98 2009）を参照されたい．

2) 2008年9月に訪問したMs. Prendergastは，成人・高齢者専門のナースプラクティショナー（専門看護師）の資格に加え，脳神経科専門看護師の資格も持つ看護師である．現在は，アリゾナ州フェニックスにあるBarrow Neurological Institute（バロウ脳神経研究所）のSt. Joseph's Hospital and Medical CenterのICUにて，看護師長また教育者として活躍されている．活動内容として，彼女は歯科衛生士のMs. Cindy Kleimanとチームを組んでICU患者の口腔ケアを実施されていた．Ms. Prendergastは自ら，口腔ケアに関する研究計画書を作り，スタッフとデータ収集をし，分析して研究発表をするという実践していた．看護管理者自らが現場の看護の質を上げるために研究計画を立てスタッフを参画させるという形をとっていた．

3) 2008年9月に訪問したHollenbeck Palmsというナーシングホームは，USCの歯科センターの歯科医師が高齢者の義歯を含む口腔管理を実践し，歯学部大学の学生の実習もされているということであった．

　Camille M.Goldsmith,RN..M.N.ナースマネージャーは，歯科が対応しているため，患者は何でも食べることができ，QOLが高いと話されていた．移民の認知症の患者である90歳代の女性は，現在は，英語は忘れてしまい，高度なコミュニケーションはできないが，入所してからインターネットを使い，パソコンを使って母国語で3冊の専門書を書いた．彼女とのコミュニケーションは，毎日の笑顔とあいさつ，タッチ，ジェスチャーであり，歯科医師は，総義歯を使っている彼女が困っていることがわかった．彼女は，ふだんは忘れていても口腔内に不快がある時は，歯科医師の自分を思いだしてくれるのですぐに対応することができると話してくれた．認知症の患者を理解した上での対応がされていた．

（村松　真澄）

4 他職種で口腔アセスメントを共有することのメリット

　口腔アセスメント表を使用する医師を含む多職種間で情報を共有することのメリットを考えてみたい．看護師または，患者が口腔アセスメントの評価を電子カルテに入力する．

　口腔アセスメントの情報をもとに，栄養士は，食物形態を変更することを提案することができる．薬剤師は，どの薬剤が口腔の状態に影響しているかを検討し，薬剤の情報を提供できる．言語聴覚士やリハビリスタッフは，声や嚥下の情報をもとに摂食嚥下リハビリテーションを検討することができる．歯科は，歯や歯周・義歯に関する情報から，歯科として介入が必要かどうかを検討することができる．看護師は，口腔内の状態を把握することで患者の治療や生活障害に必要な看護をマネジメントし，口腔ケアという技術を使って安楽，尊厳，共感，タッチ，エンパワーメントへの活用ができるのである．

　また，多職種がかかわることで，患者はたくさんの医療者とかかわることができ，自分の医療に参加しているという実感を持てることにつながると考える．これは，NST，摂食・嚥下チーム，口腔ケアチーム，褥創チームなど全てのチームにおいて使えるツールであると考える．

　患者に継続的に口腔アセスメントを実施し，疾病や治療の影響により口腔内の状態がどう変化しているかを統計学的に表すことでその結果を見ながら，口腔内の状態にあった口腔ケアプロトコルを作成することができる．その口腔ケアプロトコルに沿って口腔ケアを実施・評価し，さらにはそれらのデータを分析することで，口腔ケアプロトコルの良否が出る．その結果，口腔ケアプロトコルの継続や変更を検討することになる．

5 口腔機能のリハビリテーションの装具としての義歯の重要性

　看護師として臨床看護で困るのは，義歯の取り扱いであった．急性期の治療中は，義歯をはずしてしまうことが多い．そのため，義歯をいつ口の中に戻すかは看護師個人の裁量に任され，検討されてこなかったと考えられる．また，口に戻しても口腔内の状態が不良のためか，義歯を入れると痛くて義歯を口に入れておくことが困難な状態があった．病院歯科がある病院では，歯科に受診することができる．そのような病院では入院治療中は，体重が増減したり，浮腫，口腔乾燥で義歯が合わないことが多いので義歯のリライン（裏装：義歯床粘膜面のみの交換）で一時的に調整することが効果的であった．治療前に合っていた義歯を削ることは，患者が元の状態に戻った時にリベース（義歯床材料の交換）が必要になることがあるからである．リラインとリベースのガイドラインというものがあるが，歯科医師以外にもわかるような記載がされていると共通言語として使えると考える[3]．

しかし，病院歯科がない85％の病院は，退院してから，歯科治療を始めることになるのが現状である．早くから，義歯を入れて食べることを支援したいと考えた看護部長は，地域の歯科医院と連携して院内への往診システムや入院中に歯科に受診するために地域歯科医師会と協力支援体制を作り，実績をあげているところもある．

看護として義歯を早くに口に戻すことは，口腔機能のリハビリテーションになる．また，唾液を呑み込むことは，摂食・嚥下リハビリテーションとして一番効果的な方法である．高齢者では，絶食解除の指示後に，口腔機能のリハビリテーションを開始実施したのでは，低下した口腔機能を取り戻すために絶食日数の3倍の日数がかかるといわれている．言語聴覚士がいない施設では，看護師が口腔機能や摂食・嚥下機能廃用予防の取り組みを行う必要がある一方で，言語聴覚士を配置するような働きかけも必要である．

義歯床の平均耐久年数は不明であるが，高齢者の多くは，義歯を支持する骨の吸収が起こり，義歯の不適合を起こすので定期的な受診でいつも義歯が適合している状態を維持したい．義歯接着剤は，一時的な効果があるので適宜使用することもある．しかし，高齢者では，義歯接着剤の種類や使用方法によっては，義歯接着剤が溶けて咽頭に流れ込み，咳や誤嚥に関連している場面も見ることがあるため注意深い観察が必要になる．

また，義歯は装具であるという考えのもと，新しい義歯の装着時にはリハビリテーションが必要である．義歯を入れたら，すぐに食べられるわけではないため食事を段階的に軟食から，常食に変更していくことも必要である．これも歯科との連携が必要である．歯科医師は，「これで何でも食べられるはずです」というが，現実には食べられずに困っている患者がいる．歯科医師は，食事のときに自分の作製した義歯で患者が食事摂取可能かどうかを見るということも必要であろう．今後は，実際に義歯を作製している歯科技工士がより適合する義歯を作製するために患者のそばで観察や咀嚼訓練をすることも一案かとも考えられる．

高齢者の生活する施設や病院，通所施設などで問題になるのが，義歯の置き忘れや他人の義歯と自分の義歯が区別できなくなること，収集癖のある高齢者の義歯集めである．そのため，看護師は義歯に名前を入れることもできるということを知っているべきであろう．

また，破損や損傷がある義歯を使っている場合や筋力が低下してきた場合，舌の動きが悪くなり，口腔関連筋の協調運動に障害が出て，口腔内を陰圧にできなくなると嚥下ができにくくなる．その時に嚥下補助床を作製することができれば，経口摂取ができる期間が延びるので知っていると患者のQOL向上につながる．高齢者は，自分では歯科に通院できない場合が多いので，看護師が歯科に受診できるように調整すべきである．

6 終末期の患者への口腔ケア

　日本緩和医療学会の終末期がん患者に対する輸液治療ガイドラインによると，体液バランスを脱水気味にコントロールされる．口渇は，丁寧な看護ケアで苦痛が緩和される．口腔内感染症は口渇の原因にも結果にもなりうる．終末期がん患者では，唾液分泌低下とステロイドの使用で口腔カンジダ症が高頻度でみられる．口腔ケアを積極的に行い，口腔カンジダ症を予防するとともに必要に応じて抗真菌剤を使用すると記載されている[4]．

　免疫力も低下している患者では，口臭も強い場合が多い．口腔ケアは口腔乾燥と口臭の緩和の対症療法になる．口腔アセスメントスコアでも2〜4時間毎の口腔ケアが必要ということになる．毎回歯みがきをする必要はないが，粘膜が乾燥しないように粘膜ケアを実施する．患者家族も患者に何かしてあげたいと思っているので患者に声かけをしながら，口腔ケアを一緒に実施，家族が持ってきた患者の好きな食物を舌にのせて味わうことができるようにすることも看護の一つである．その味に反応することがあれば，その変化を見逃さず，家族と一緒に喜ぶこともできる．その場合，最後に口腔内に食物残渣が残らないように拭き取ることも大切である．

　終末期に入ると，義歯をはずしていることが多いが，エンゼルケア（p.106コラム参照）の時に口腔内に義歯を装着することで顔貌が整うことも経験する．家族に以前に使用していた義歯を準備していただくことも必要である．地域によっては，義歯は，荼毘にふすことができない場合もある．その時は，蝋で作った義歯を入れる方法もある．これは今後，エンゼルケアの一部として需要が見込まれる．

おわりに

　看護師として経験した歯科治療や口腔ケアの問題と解決方法について書かせていただいた．歯科関係者から見れば当たり前のことである．しかし，歯科以外の医療職にとって歯科の用語は難解であり，看護師にとっては，歯科・口腔領域の知識がないために問題であることも問題にもならないことがある．また，いかなる場合も患者に対応することができる医師と協働している看護師は，歯科がどうして対応してくれないのかという不満もあるかもしれない．ここでは，触れなかったが，歯科教育は，健康な人の歯科治療の教育が中心であったため，要介護高齢者や障害者の歯科治療の教育を受けていない歯科医師がいることも念頭においてほしい．これから，チームでそれぞれの専門職が持てる知識と技術をフルに活用した地域高齢者のための食べる支援は重要なポジションであり，その中で「歯科治療」や「口腔ケア」は，キーワードであると考える．

参考文献

厚生労働省医政局看護課新人看護職員研修ガイドライン
http://www.mhlw.go.jp/shingi/2009/12/s1225-24.html（確認2010.3.15）
厚生労働省医政局看護課　第3回看護教育の内容と方法に関する検討会
資料5　看護師基礎教育と新人看護職員研修における看護技術についての到達目標
http://www.mhlw.go.jp/shingi/2009/07/dl/s0723-15e.pdf（確認2010.3.15）
厚生労働省医政局歯科保健課　平成17年歯科疾患実態調査結果の概要について
http://www.mhlw.go.jp/houdou/2006/06/h0602-2.html
高齢者リハビリテーション研究会　高齢者リハビリテーションのあるべき方向，平成16年1月
http://www.mhlw.go.jp/shingi/2004/03/s0331-3f.html
村松真澄：口腔ケア実践の基本技術．ナーシングトゥデイ2009: 24; 24-29.
村松真澄：摂食嚥下障害を助ける口腔ケア．エキスパートナース2008: 24; 61-65.

引用文献

1) 村松真澄監修：口腔ケア実践ガイド．ナーシングトゥデイ2009: 24; 33.
2) 村松真澄：在宅医療と口腔ケア．治療2009: 91; 1523-1527.
3) リラインとリベースのガイドライン，日本補綴歯科学会雑誌51巻1号
　 http://www.hotetsu.com/s/doc/reline_rebase_guideline.pdf（確認2010.3.15）
4) 日本緩和医療学会：終末期がん患者に対する輸液治療ガイドライン第1版，p.66，2006.

（付録）看護師の口腔ケア教育 （厚生労働省「新人看護職員研修ガイドライン」をもとに著者作成）

1 口腔ケア技術の教育

口腔には，歯という硬組織と粘膜，舌，歯肉などの軟組織，そして唾液という分泌物がある．さらに口腔は呼吸器であり，消化器であることが口腔ケアを難しくしている要因である．

口腔ケアの技術教育を行う際には，歯を守るためのケアが，粘膜などに害を及ぼすことがあること，粘膜，舌，歯肉などの軟組織へのケアが歯にダメージを与え歯を喪失することがあること，唾液という重要な分泌物を効果的に使うためのケアがあること，また，唾液分泌と薬剤との関係などを考慮する必要がある．

そしてそれ以上に大切なことは，口腔は，とても恥ずかしい部位であり，プライバシーが存在するということ，デリケートな部分であることを知っておくことである．

口腔ケアの習慣は，良くも悪くも個人で様々である．病気になり，他者に口腔ケアをゆだねることになると，自分で歯を磨くように痒い所に手が届かないもどかしさ，ここを磨いてほしいといえないうちに終了すということもある．痛くて次からは遠慮したい気持になることもある．患者が言語的コミュニケーションが取れなくなった場合は，看護師が主導で口腔ケアが行われている．その際患者は，口の中が痛いかもしれないし，不快かもしれない．さらに患者は口腔ケアが下手なあなたにしてほしくないと思っているかもしれない．

看護師を対象にした口腔ケアに関する研修会では，口をあけてくれない患者の口腔ケアはどのようにすればいいのかという質問事項が多い．これは，口腔ケアの技術のレベルがどうかという問題になる．

患者に口腔ケアを実施する看護師は，まずは，自分の口がきれいにできることが前提となる．まずは自分の口腔ケアの際に，口腔ケアグッズや含嗽液を自分の口の中に試してみることである．患者の口の中と健康な人の口のなかの環境は違うので患者が体験していることと同じ状況は体験できないかもしれないが，病気の時に勧める含嗽液も粘膜に刺激が強いことを実感し，患者が口腔ケアの際に閉口気味になる気持ちも理解できるであろう．

次に2人で患者と術者になり，相互に口腔ケアを実施し，評価することも必要である．その際口腔内を自分でケアする場合は，自分で力加減を調節できるが，他人の口腔内は，どれくらいの圧がいいのか，確かめることが必要となる．また，術者が口腔内に入れる指の入れ方も重要なポイントであり，口角を引っ張らないように第2指第2関節まで入れることが安楽なケアにつながる．口腔内を刺激すると唾液が出てくる場合は，誤嚥の危険があることも認識することもできる．自分の提供する口腔ケアが気持ちいいと言っていただけるまで練習が必要もある．また，口をあけていられる時間は，2分程度であるため，2分で効果的にケアする方法を考える必要もある．これらを踏まえ私が使っている口腔ケア演習のプロトコルを参考に口腔ケアの演習をしていただきたいと考える．（口腔ケア演習プロトコルp.140参照）．

2 看護師基礎教育と新人看護職員教育研修における看護技術についての到達目標

厚生省医政局看護課の実施した第3回看護教育の内容と方法に関する検討会の資料5によると，看護師基礎教育と新人看護職員教育研修における看護技術についての到達目標では，看護師基礎教育における看護技術についての到達目標は，【5清潔・衣生活援助技術】の中で「13.患者の病態・機能に合わせた口腔ケアを計画できる」，「12.意識障害のない患者の口腔ケアができる」，「5.口腔ケアを通して患者の観察ができる」の3項目において「Ⅱ：教員・指導者の指導のもとで実施できること」となっている．また，新人看護職員教育研修における看護技術についての到達目標では，【清潔・衣生活援助技術】の中で「③口腔ケア」として「Ⅰ：単独でできる」となっている．

口腔では，【5清潔・衣生活援助技術】の項目に含まれているものの，直接，呼吸循環にかかわることや消化器として嚥下にかかわるケアでもある．そのため，症状・生体機能管理技術や救急救命処置技術，感染予防技術，安全管理の技術，との関連を踏まえ，口腔機能や嚥下機能廃用予防の観点からケアにあたる必要がある．さらに，活動・休息援助技術，療養生活の支援という観点から，苦痛の緩和・安楽確保の技術としても重要なケアであると考える．

上記において，看護師教育での口腔ケア看護技術について触れてきたが，既存の看護のテキストにおいては「13.患者の病態・機能に合わせた口腔ケアを計画できる」を支援できるものは少なく，本書は，今後，チームで共有できる口腔ケアのテキストとして発展していける可能性がある．

3 新人看護職員教育

2009年12月25日に厚生労働省医政局看護課から，新人看護職員研修に関する検討会から新人看護職員研修ガイドラインが発表された．厚生労働省医政局看護課新人看護職員研修ガイドラインの技術指導例をもとに案を作成したので参考にされたい（口腔ケア技術指導マニュアルp.139参照）．

新人看護職員研修を実施するにあたり自分の病院にあった口腔ケアの教育プログラムを作成して教育することである．その際，看護部としての口腔ケアプロトコルは，口腔アセスメントの結果の集積に基づいて作成することが急がれる．

4 臨床看護師の教育

口腔ケアの研修会に参加した922名の臨床看護師のアンケート調査の結果では，最新の口腔ケアに関する知識を学ぶために院外研修に参加していることがわかる．勤続年数では，1年未満38名（4.1％），1～3年85名（9.2％），3～5年100名（10.8％），10年～20年が232名（25.2％），20年以上が261名（18.3％）であった．このようなセミナーに何回くらい参加しているかの問いに初めてが298名（32.3％），1～2回が126名（13.7％）であった．また，口腔ケアのセミナーに何を望んでいるかについては，口腔ケアの基本，患者別・診療科別の口腔ケア，口腔アセスメントの方法，口腔ケアの点数など保険関連の情報，口腔ケアの実技講習の項目が挙がっていた．研修会への参加が勤続年数10年以上の看護師が多いことから，参加した看護師が院内で報告会を実施し，情報の共有を図ることが望ましいと考えられる．

5 看護大学での口腔ケア・食支援に関する教育

当大学の看護教育カリキュラム・シラバスにおける，食べる支援と口腔ケアの教育について記述する．解剖生理や疾病学，栄養学，他領域の看護で教授されていることを把握し，看護の様々な対象に適した食べる支援や口腔ケアができるように関連付けて学習させることと，看護師の役割と多職種の役割を結びつけて教育することの2つの観点からなる．この内容から見る限り，十分な時間が確保されている．

- 形態機能学：呼吸器系・消化器系の構造と機能
- 看護基礎技術論：食事援助と口腔ケア
- 基礎看護学臨地実習：基本的な日常生活援助
- 疾病治療学：呼吸器疾患，耳鼻科疾患，歯科・口腔系疾患
- 症状マネジメント論：嚥下障害
- がん看護：症状マネジメント口腔ケア
- 臨床栄養学：食物摂取機能障害のマネジメント，栄養サポートのマネジメント
- 成人看護学臨地実習：成人期の患者への口腔ケア
- 老年看護技術論：口腔保健，食べる支援
- 老年看護学臨地実習Ⅰ：介護予防口腔機能向上
- 老年看護学臨地実習Ⅱ：高齢者の口腔ケアと食支援

＊老年看護技術論の口腔保健の演習資料を参考までに次頁より示す．

老年看護技術論演習課題
高齢者の生活の質を高める口腔保健への看護技術

1. 学習目標
GIO：高齢者の生活の質を高める口腔保健への看護技術を学ぶ．
SBO：
1) 歯科保健の動向について理解できる．
2) 高齢者の口腔保健について説明できる．
3) 高齢者の口腔保健に関連する歯科疾患について説明できる．
4) 高齢者の口腔アセスメントができる．
5) 高齢者の生活の質を高める口腔保健への看護技術が説明できる．
6) 経管栄養の患者の口腔ケアができる．

2. 事前自己学習
1) 口腔の解剖生理，機能について復習する．
2) 口腔の疾患と症状について復習する．
3) 口腔機能障害が身体面，心理面，社会面に及ぼす影響について復習する．
4) 口腔のフィジカルアセスメント（問診，視診）を復習する．
5) 高齢者の口腔保健指導について調べる．
6) 口腔ケアの方法について復習する．

3. 事前学習課題
テーマ：口腔ケアの方法について事前学習し，指定の用紙に書いて提出する．
患者情報
・患者氏名：鈴木花子
・年齢：90歳，女性
・患者の状態：脳梗塞発症後，3ヶ月．脳梗塞の病態は安定しているので回復期の病棟に移った．障害老人の日常生活自立度判定ランクC，認知症老人の日常生活自立度Ⅳ．摂食嚥下訓練の指示が出ている．左不全まひがある．嚥下障害（咽頭期障害：嚥下反射の遅延）があり，現在は，経管栄養である．摂食嚥下訓練を行っている．高血症は，ディオバン40mg内服中でBP：120-80くらいにコントロールされている．糖尿病は，食事療法1600Kcal,HbAic=5.8．こちらの簡単な指示に顔を振ったりして答えることがある．名前は小さなしわがれ声で言えることがある．呼吸状態には，問題はない．身長150cm，体重48kg．患者は，ベッド上で口腔ケアを実施されている．脳梗塞を発症する前の障害老人の日常生活自立度判定ランクB，認知症老人の日常生活自立度Ⅳ．

4. 口腔内情報：
歯肉は，軽度発赤あり，口腔内に唾液がない．口腔内が乾燥している．総義歯を日中装着するようにしている．義歯の装着による痛みを訴えることがある．しわがれ声，飲み込みが遅れる．口角が切れている．舌は，薄く膜がかかったように白い．

5. 講義
高齢者の歯科保健，歯科保健の新しい流れ
口腔ケアの基礎知識
口腔ケアの実際（自作DVDによる）
Eilers.J.のOral Assessment Guide OAG，口腔ケアプラン，口腔ケアの方法

6. 演習内容
1) 演習方法
事前学習の事例を用いた演習を行う．
事例の患者に，準備した歯ブラシ及びスポンジブラシによる口腔ケアを実施する．
患者と看護師役になって口腔ケアを実施し，演習後，評価用紙を提出する．
電動歯ブラシか音波ブラシをグループで体験する．
歯垢を顕微鏡で見る
2) 看護技術項目
「5清潔・衣生活援助技術」の中で
「13. 患者の病態・機能に合わせた口腔ケアを計画できる」
「12. 意識障害のない患者の口腔ケアができる」
「5. 口腔ケアを通して患者の観察ができる」

7. Keyword
口腔ケア，歯周病，カリエス，口腔機能障害，非経口患者の口腔ケア，唾液，保湿，開口障害，不正咬合，口臭，口内炎，舌炎，口腔乾燥症，口腔癌，顎関節症，口腔機能向上，Eilers.J.のOral Assessment Guide OAG

8. レポートの提出
事前学習用紙2枚と演習後レポートを左上ホチキスで閉じて提出する．

9. 参考文献
1) 最新保健学講座 地域看護活動論② メヂカルフレンド社．2008
2) ナーシンググラフィカ27 老年看護の実践メディカ出版
3) 標準保健師講座3 対象別地域看護活動．2008

事前学習用紙1　　学籍番号　　　　　氏名

事例の口腔アセスメントと口腔ケアの方法について具体的方法をA4用紙2枚以内にまとめて添付すること．

Eilers Oral Assessment Guide (OAG)

項目	アセスメントの手段	診査方法	状態とスコア 1	状態とスコア 2	状態とスコア 3
声	聴く	患者と会話する	正常	低い，または擦れる	会話が困難，または痛みを伴う
嚥下	観察	嚥下をしてもらう 咽頭反射テストのために舌圧子を舌の奥の方に優しく当て押し下げる	正常な嚥下	嚥下時に痛みがある，または嚥下が困難である	嚥下ができない
口唇	視診/触診	組織を観察し，触れる	滑らかでピンク色で潤いがある	乾燥している，またはひび割れている	潰瘍がある，または出血
舌	視診/触診	組織の状態を触れ，観察する	ピンク色で潤いがあり，乳頭がはっきりしている	舌苔がある，または乳頭が失われてテカりがあり，同時に赤みを帯びていることもある	水疱がある，またはひび割れている
唾液	舌圧子	舌圧子を口腔内に入れ，舌の中心と舌と口腔底に触れる	水っぽくサラサラしている	粘液が濃くネバネバしている	唾液が見られない（乾燥している）
粘膜	視診	組織の状態を観察する	ピンク色で潤いがある	赤みがある，または被膜に覆われている（白みがかっている），潰瘍はない	潰瘍がある，出血を伴うこともある
歯肉	視診/舌圧子	舌圧子や綿棒の先端で優しく組織を押す	ピンク色でスティップリングがあり，しっかりしている	浮腫があり，赤みを伴うこともある	自然出血がある，または押えると出血する
歯と義歯	視診	歯の状態または義歯の接触部分を観察する	清潔で残渣がない	部分的に（歯がある場合，歯間や歯面）に残渣がある	歯肉縁か義歯接触部全体に歯垢や残渣がある

Eilers J, Berger A, Petersen M. Development, Testing, and Application of the Oral Assessment Guide. Oncology Nursing Forum 1988;15(3):325-327

口腔アセスメントと口腔ケアの方法

事前学習用紙2　　学籍番号　　　　　氏名

参考文献を記載してください．

演習後レポートと一緒にして左上一か所をホチキス止めして提出する．

（「厚生労働省：新人看護職員研修ガイドライン」をもとに著者作成）

2009老年看護技術論演習口腔保健演習【経管栄養患者の口腔ケア事例】

基本的臨床技能，態度
到達目標
【GIO】
経管栄養患者の口腔ケアを行うための基本的臨床技能と態度を習得する．
【SBO】
1) 患者に挨拶をして自己紹介をはっきりとした話し方で行うことができる．
2) 患者の氏名をフルネームで話していただき確認することができる（または，バーコード確認）．
3) 患者にこれから行う口腔ケアの目的を説明し，今，実施していいかの了解を得ることができる．
4) 口腔ケアに用いる用具を選択し，準備することができる．
5) 患者が適切な体位を保持することができる．
6) 手洗いをしてスタンダードプレコーションでマスク，ゴーグル，手袋を着用する．
7) 口腔ケアの前に咽喉頭貯留がないか，頚部聴診で確認することができる．
8) 口腔内を明るくして視野を確保して口腔アセスメント表に沿って口腔内の観察をすることができる．
9) 口腔アセスメントの結果を患者または家族に伝えることができる．
10) 義歯をはずし，汚れや破損を観察することができる．
11) 口腔アセスメントに基づき，自分で考えた口腔ケアの方法（または，口腔ケア演習プロトコルに基づき）で歯ブラシ及びスポンジブラシを使って口腔ケアを実施することができる．
12) 口腔ケアの最中に患者に配慮した声かけを行うことができる．
13) 義歯の清掃ができる．義歯を装着することができる．
14) 口腔ケア終了後，口腔内を観察することができる．
15) 患者に口腔ケアが終了したことを伝えることができる．
16) 手袋，マスク，ゴーグルをはずし手洗いをする．
17) 口腔ケア後，咽喉頭貯留がないか，頚部聴診で確認することができる．
18) 口腔ケアに使った口腔ケアグッズを片付けることができる．
19) 患者に実施した口腔ケアの評価をすることができる．

演習
1) 患者情報は，事前学習課題の実施
2) 患者になりきって相互に口腔ケアの演習を実施する．

新人看護師教育技術指導「口腔ケアの例」
「5清潔・衣生活援助技術」

口腔ケア

到達目標
口腔の快適性に配慮しながら安全に口腔ケアを介助できる

到達までの期間
1か月（座位の患者・手術後など意識のある臥床した患者）
3か月（嚥下障害がある患者，寝たきり状態の全身状態が安定した患者，終末期の患者）
（人工呼吸器装着患者，化学療法などで粘膜障害のある患者については，対象外）

看護技術を支える要素
・口腔の解剖と生理がわかる
・口腔アセスメントができる
・必要物品を準備することができる
・誤嚥を予防する体位が取れる
・誤嚥を予防する頚部聴診ができる
・誤嚥を予防する口腔内吸引ができる
・患者および家族へわかりやすい言葉で口腔アセスメントの結果と口腔ケアの手順が説明でき，了解を得ることができる
・プライバシーに配慮できる
・口腔アセスメントから，口腔ケアプロトコルを用いて口腔ケアができる

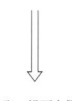

研修方法
集合教育
　担当者：教育担当者など
　研修内容
　　口腔ケアの基礎知識，誤嚥予防の体位
　　頚部聴診法の活用，口腔アセスメント表
　　実際に使用する物品を用いて座位にて自分の口腔ケアを実施，チェックリストを用いて評価する
↓
実際の場面を見学
　担当者：実地指導者
　研修内容：イメージ化するために，実際の場面を見学する
　　基礎教育での知識と看護技術の確認をする
　　口腔ケアの基礎知識，誤嚥予防の体位の確認をする
　　　口腔ケアの時に留意点を確認する
　　　口腔アセスメント表を使う
　　　実際の口腔ケア技術の見学
↓

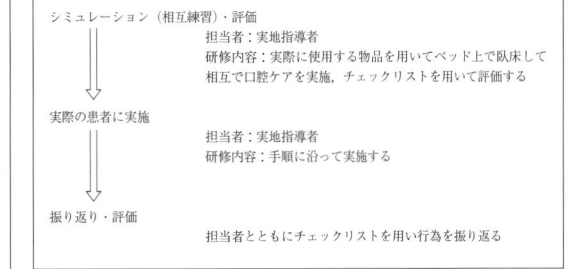

演習後レポート　　　学籍番号　　　　氏名

演習後，経管栄養の患者の口腔ケア演習で患者の視点と看護師の視点で考えたことや理解したことをレポートしてください．

患者の視点

看護師の視点

電動歯ブラシと音波歯ブラシの体験から，手で磨く歯磨きとの違いを考察する．

シミュレーション（相互練習）・評価
　　担当者：実地指導者
　　研修内容：実際に使用する物品を用いてベッド上で臥床して相互で口腔ケアを実施，チェックリストを用いて評価する
↓
実際の患者に実施
　　担当者：実地指導者
　　研修内容：手順に沿って実施する
↓
振り返り・評価
　　担当者とともにチェックリストを用い行為を振り返る

手順	指導上の留意点
1. 準備 ・手洗い ・必要物品の準備	1. 準備 新人看護職員の学習準備状況の確認 ・口腔ケアの基礎知識 ・誤嚥予防の体位，頚部聴診，口腔内吸引 ・口腔ケアの必要物品の準備 ・口腔ケアグッズの安全な使い方 ・口腔アセスメント 患者の状態を確認する 口腔ケア時の危険予知，予防の指導
2. 実施 ① 患者へ挨拶する． ② 患者の確認 フルネームで患者の氏名を言ってもらう，または，自分で言えない場合はバーコードで合わせる ③ 患者に口腔ケアの目的を説明し，今，実施してよろしいか尋ね，承諾を得る ④ 患者の観察 　必要時 　1) 意識状態 　2) 必要時バイタルサイン測定，Sao2	2. 実施 ・見守りながら，不十分な点をサポートする ・患者の状態のアセスメント ・声かけをしながら観察できる ・患者誤認の防止ができる ・患者も参加する ・誤嚥防止のため，適切な体位への援助ができる必要時安楽枕やクッション，タオルなどを利用する．麻痺がある場合は，特に注意する ・意識のない患者，呼吸状態の悪い患者や嚥

12章 看護師から見た口腔ケア

12章 看護師から見た口腔ケア

3) 頸部聴診
⑤ 患者の体位の確保
1) 安全安楽な体位を保持する．（ギャッジアップ30度，頸部前屈，健側下）
2) 洗面所か，ベッドか等
3) 立位，座位，臥位か
4) 自分でできることはなにか
5) 体位に制限がある場合は，可能な限り安全安楽な体位を保持する
6) 着衣やシーツなどが汚れないようにタオルやディスポシーツを引く

⑥ マスクやディスポグロブ，ゴーグルを装着する

⑦ 口腔内を観察し，口腔アセスメント表を記入する．
1) デンライトなどで口腔内を明るくして観察する
2) 口腔内の奥を観察する場合は，介助者の第2指を第2関節まで入れて口角を引っ張らないようにする
3) 開口が困難な場合は，適切な開口用具を選んで使用する
4) 義歯があればはずし，義歯の汚れや破損状況を観察する

⑧ 患者や家族に口腔アセスメントの結果を説明する

⑨ 患者または，家族が実施している口腔ケアを観察する
1) うがいができるかどうか観察する（ぶくぶく，クチュクチュ，ガラガラ）
2) 患者や家族が普段している口腔ケアを観察し，良い点，改善すべき点を明らかにする

- 嚥下障害の患者などは，頸部聴診を実施する
- 酸素マスクをしている場合は，Sao2の観察と酸素投与をしながら，口腔ケアをする

- 口腔アセスメントの実施

- 出血や粘膜炎へのケアは避ける
- 粘膜を傷つけないように歯を磨く
- 粘膜ケアの手順

- 口腔ケアの実施中の呼吸状態の観察，異常が出現したら，直ちに他のスタッフへ連絡するように指導する
- 安全に配慮した環境整備ができる
- 口腔ケア後の観察ができ，必要時吸引ができる

入院治療中の患者の場合は，口腔内の清潔に保ち，口腔乾燥を予防・緩和する口腔ケアがポイントである．

口腔ケアグッズ
デンライト
スポンジブラシ
柔らかい歯ブラシ
歯磨きは，機械的清掃と化学的清掃が必要である．

⑩ 口腔ケアの実際
1) 口腔乾燥がある場合や汚れが多い場合は，口腔内の口唇・粘膜・舌・口蓋も含めて全体をスポンジブラシにバイオティーンマウスウォッシュ®など保湿剤が含有する洗口液をつけ湿潤し，大きな汚れを取り除く
2) 大まかな汚れを除去したら，柔らかい歯ブラシで歯を磨く，歯磨剤は，発泡剤が含有しない，刺激の少ないものを5mmくらい使用する
3) 唾液をためることができない患者の場合は，口腔内の刺激で出た唾液や排液を誤嚥させないように排唾管を口腔内にあらかじめ挿入する
4) 口腔内を観察しながら，唾液や排液を，適宜口腔内吸引を実施する．または，吐き出させる，口角を下げて流れ出るようにする
5) 必要時フロスや歯間ブラシを使うが口腔ケアの時間が長くなるので全身状態との関係で考える
6) 含嗽をする．含嗽ができない場合は，スポンジブラシによる丁寧な清拭をする
7) 歯みがき後は，粘膜や舌などの汚れをスポンジブラシや粘膜ブラシで除去する
8) 口腔乾燥がある場合は，水溶性保湿剤オーラルバランス®を使う
9) 義歯は専用ブラシで磨き，流水で洗い，口腔内に装着する．義歯洗浄剤を使うときは，説明書の通り，浸漬し，流水で薬剤を洗い流す．

⑪ 口腔ケアの最中に患者にあった声かけができる

機械的清掃は，1日1回プラークラーク除去，起床時，食後3回，就寝前は，簡単に口腔内細菌，食渣などを除去

化学的清掃は，歯磨き剤を有効に使用する．プラークラークコントロールを助ける唾液成分の添加されたものがベターである．歯磨剤バイオティーントゥースペースト®は，歯周病菌・カンジダ菌などを静菌するので口臭予防効果が高い．発泡剤などの添加物による粘膜炎・歯肉炎に注意する．

洗口液のバイオティーンマウスウォッシュ®など唾液酵素の含有する非アルコール性の口腔リンスを用い，感染原因となる細菌の定着を予防する．アルコールや消毒液が含有するものは，正常な口腔内細菌を破壊し，粘膜に障害を与えることもあるので注意する．

水溶性保湿剤オーラルバランス®は口腔粘膜を保護する

臼歯の奥，ブリッジの下，連結冠，孤立歯などは磨きにくい．

義歯使用中の人で残存歯は，磨きにくいので特に念入りに磨くように説明する．

電動ブラシや超音波歯ブラシは，う蝕予防は，丸いブラシ，歯周病予防は，ソニーケアのような動きをするもの．

中高年者は，緊急入院や要介護状態になることを想定し，いつも歯を清潔にしておく，電動ブラシや超音波歯ブラシに慣れていくことが必要である

⑫ 口腔ケア後の患者の観察ができる
⑬ ゴーグル，マスク，ディスポグロブをはずす
⑭ 口腔ケアの終了を患者に告げることができる
⑮ 安楽な体位に戻すことができる
⑯ 口腔ケア後に頸部聴診で咽頭貯留があれば吸引する
⑰ その後，15～30分後には咽頭貯留を観察し，吸引することで誤嚥を予防する．

3. 後片付け，実施記録
① 使用した物品を定位置に戻し，手洗いを行う
② 口腔アセスメントと実施記録を書く

- 口腔ケア後，咽頭付近の乾燥した汚れが溶けて咽頭付近で貯留することがあり，誤嚥すると肺炎になることがある

3. 後片付け，実施記録
実施記録を確認する
一連の看護行為の振り返りを一緒に行い，プラスのフィードバックとなるようにチェックリストに沿ってできたところと次回の目標を確認する

口腔ケア演習プロトコル

目的：口腔機能を理解し，簡単な口腔ケアができる．

実習準備
1. ビスケット1～2枚（歯につきやすいもの，オレオなど）
2. オブラート5枚/人
3. 紙コップ2個/人
4. 水適量（約60ml）
5. スポンジブラシ1本/人（メドリカかトゥースエッテ）
6. スーパーソフト歯ブラシ（PHB歯ブラシ相当の毛のやわらかさ）
7. バイオティーン（マウスウォッシュ®，オーラルバランス®，トゥースペースト®）

内容
1. ビスケットを使い，口腔機能について考える．
2. 口腔ケア実習準備：紙コップ2個に1個に水適量（約60ml），1個にマウスウォッシュ®（5ml）入れる．スポンジブラシ，ペーパータオル
3. オブラート（右図）．貼付後はしばらく開口しておくことにより，オブラートがよく貼り付く．
4. 口腔ケアの手順を実習
   ① スポンジブラシに水をつけ，水滴を軽くしぼった後，口をうるおす．（食渣をあらかた取り去る）
   ② スポンジブラシに水またはマウスウォッシュ®をつけ，粘膜の清掃と粘膜・舌のマッサージを行う．上下唇→前方歯肉→後方歯肉→頬粘膜→舌→口底→口蓋の順に行う．スポンジブラシで汚れを拭いとる→スポンジブラシを水で洗う手技を繰り返す．スポンジブラシの水分で誤嚥しないようにペーパータオルで軽く水分を取る．吸引も適宜使用する（マウスウォッシュ®の量は，状況にもよるが，初回は1回5ml，その後は1回2mlくらいで足りなければ，足すようにする）．
   ③ スーパーソフト歯ブラシにトゥースペースト®を5mmほどつけて歯みがきをする．
   ④ 歯みがきが終わったら，うがいまたは，スポンジブラシで汚れを除去する．
   ⑤ オーラルバランス®（1回7mm）をスポンジブラシにて塗布する．
5. スポンジブラシは，使用はこすったり，回転させたりして感触を感じる．回転しないスポンジブラシは，力の入れ方に配慮する．

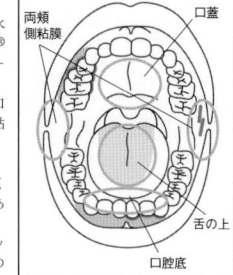

（両頬側粘膜／口蓋／舌の上／口腔底）

13章 摂食嚥下障害の基礎知識と口腔ケア

1. はじめに

　摂食とは食べること全般を表現し，嚥下は飲み込むことを指す．摂食・嚥下は食物を取り込み栄養に変えるためには不可欠な運動である．さらに人間にとっては単に生命維持に必要なばかりでなく，美味しく食べることによって得られる満足感が精神の安定につながり，豊かな生活の基盤ともなる．しかし人間は他の動物と異なり，長い歴史の中で大きく発達した咽頭腔を獲得したため宿命的に誤嚥の危険性を抱えて生きることになった．さらに医療の発達によって寿命は飛躍的に延び，様々な障害を抱えながらも社会生活が可能になったことから潜在的な摂食，嚥下障害患者も飛躍的に増加していると考えられる．

　一方，平成19年7月3日付けの厚生労働省保険局医療課による事務連絡に，『2 なお，摂食機能療法に含まれる嚥下訓練については，・医師又は歯科医師　・医師又は歯科医師の指示の下に言語聴覚士，看護師，准看護師又は歯科衛生士　に限り行うことが可能である．』と明記された．これにより医師，言語聴覚士だけでなく，看護師，歯科衛生士，歯科医師も積極的に嚥下障害に関わらなければならない立場となった．摂食・嚥下障害に対する訓練は科学的な裏付けがなされたものばかりではない．しかし，ここで必要なことは病態に応じたゴールの設定と根拠に基づいた，あるいは明確な目的をもったアプローチを行うことである．「口腔内を清潔にしたら嚥下機能が向上した」などという出会いがしらのような結果を期待するのではなくて，正しい評価とそれに基づいた科学的なアプローチを行うことが大切である．まず正常な嚥下運動をしっかりとイメージすることが重要である．そうすればどこに異常があるのかが見えてくる．以下，摂食・嚥下に関する基礎について知っておかなければならない項目について説明する．

2. 摂食・嚥下とは

　正常な摂食・嚥下運動は，1983年にLeopoldが提唱した口腔準備期，口腔期，咽頭期，食道期の4期で説明されることが多く[1]，わが国ではこれに先行期（認知期）を加えて5期に区分することが一般的となっている（表1）．これは評価する際に障害がどの時期にあ

るのかを理解しやすいように，指示嚥下（一塊の食物を出され，「はい，食べて」という指示にしたがって行う摂食嚥下）時の動きをもとに考え出された区分である．実際の食事場面（指示のない自由嚥下）では，食物が口腔内で咀嚼されている間に嚥下可能になった部分が少しずつ中咽頭に押し込まれているため口腔期と咽頭期の区別は困難である．Palmer らが実際の食物の流れに即した咀嚼を伴う嚥下のプロセスモデルを発表[2]するなど，古典的なモデルは再評価されつつあるが，ここでは一般的に広く用いられている5期モデルに沿って説明する．

摂食・嚥下に関する一連の運動や感覚は脳によって制御されている．したがって，能動的な摂食は，脳幹や視床の働きによって意識が覚醒している状態でなければできない．食欲は視床下部の働きで感じると言われており，大脳皮質の働きにより食物を認知して摂食行為を開始する．摂食・嚥下に関係する脳神経は，三叉神経，顔面神経，舌咽神経，迷走神経，舌下神経である．

表1　摂食・嚥下運動

1. 先行期（認知期）
   食物を確認し，何をどのようなペースで食べるかを判断する時期
2. 口腔準備期（咀嚼期）
   食物を口に取り込み，咀嚼して食塊にする時期
3. 口腔期（嚥下第1期）
   食塊を口腔から咽頭へと送り込む時期
4. 咽頭期（嚥下第2期）
   食塊を咽頭から食道へと送り込む時期
5. 食道期（嚥下第3期）
   食塊を食道から胃へと送り込む時期

1. 先行期（認知期：anticipatory stage）

これから食べようとする食物を認識し，視覚，嗅覚，触覚から得られた情報をもとにその形状を認識あるいは記憶を呼び起こして，口へ運ぶ量の決定や食べる速さなどを予知し処理方法を判断する時期である（図1）．これらの連想により顔面神経，迷走神経を介して自律神経系が刺激されると唾液や胃液の分泌が盛んになり食物摂取の準備が整う．

2. 口腔準備期（preparatory stage）

単に準備期とも言う．咀嚼期とも呼ばれるが，食物を口に取り込む段階（捕食）から始まる．口に取り込まれた食物は歯と舌，頬粘膜との緻密な協調により咀嚼されながら唾

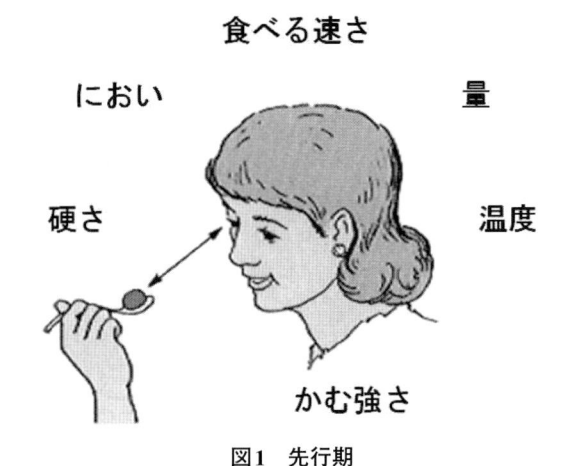

図1 先行期
日本歯科医師会ホームページ「摂食嚥下障害へのアプローチ」の図を改変

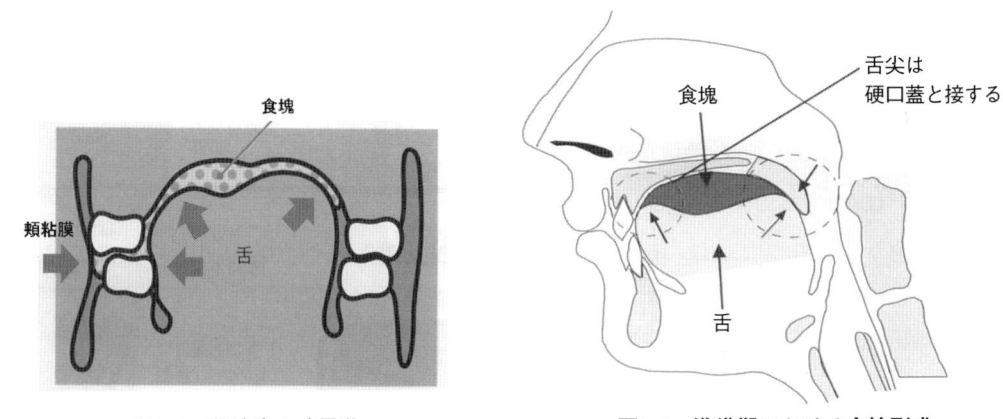

図2-1 咀嚼時の舌運動

図2-2 準備期における食塊形成

液と混じり合い嚥下しやすい形状（食塊）に整えられる（**図2-1, 2**）．咀嚼中，嚥下反応は抑制されている．咀嚼中の味覚や食感は感覚神経を通じて脳幹から大脳へと情報伝達され食物の認知に良い影響を与える．さらに，咀嚼は脳幹網様体を賦活して覚醒レベルを上げるのに役立つと考えられている[3]．

3. 口腔期（lingual stage）

　嚥下の第1期．食塊が口腔から咽頭へ送り出される時期であり，舌運動が主体をなす（**図3**）．咀嚼が終わり，食塊は舌背の凹みに集められ，側方に溢出しないように舌の側縁は臼歯部の口蓋粘膜と密着する．舌尖は切歯部口蓋（口蓋乳頭付近）にしっかり押し付けられ，先端から中央にかけて舌が順次挙上し，前方から口蓋と密着することによって食塊

図3 口腔期

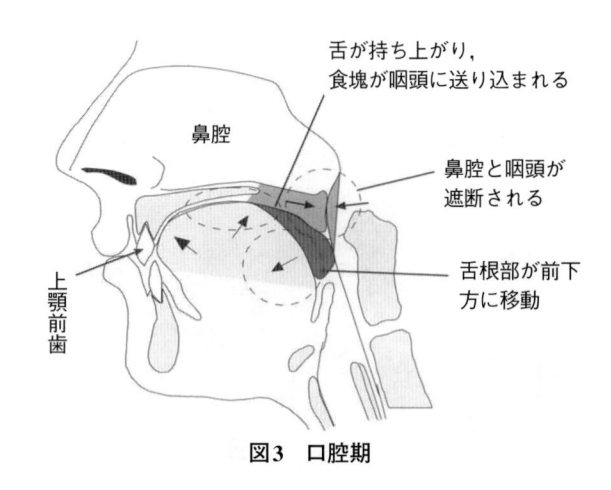

を勢いよく後方へと押し出していく．この内外舌筋による舌と口蓋のしっかりとした接触がないと口腔内圧が上昇せず，食塊の移送はうまくいかない（舌の運動障害がある場合，上顎義歯や舌接触補助床の装着は有効である・後述）．このとき軟口蓋は挙上して鼻咽腔を閉鎖し，鼻腔への逆流を防いでいる．

準備期からここまでの動作は，随意的にコントロールできる．準備期・口腔期に関わる脳神経は，主に三叉神経，顔面神経，舌咽神経，舌下神経である．

4．咽頭期（pharyngeal stage）

咽頭に送り込まれた食塊は，嚥下反応によって食道入口部へと押し出される．この間が咽頭期（嚥下第2期）であるが，臨床上口腔期と咽頭期を明確に区切ることは困難である．食物が咽頭にあっても嚥下反応が起こっていなければ咽頭期は始まっていないと考えられる．厳密には食塊によって咽頭が刺激され，延髄網様体の嚥下中枢を介した嚥下反応の開始をもって咽頭期は始まり（図4），気道が閉鎖され食道入口部の開大に続いて食塊が食道内に入るまでを言う（図5）．咽頭通過は通常0.5秒以内で終わる．

咽頭に運ばれた食塊がどの時点で嚥下反応を惹起させるかについては明確ではない．

食塊が咽頭に入ると，以下のような嚥下反応が開始される．

①舌骨上筋群の収縮により舌骨が前上方に引き上げられる．
②同時に舌骨下筋群が弛緩し，甲状軟骨と気管も前上方に動く（喉頭挙上）．
③この動きとともに迷走神経の働きにより輪状咽頭筋が弛緩して食道入口部が開大する（図6）．
④軟口蓋，舌根，咽頭後壁の接触により食塊を下方へ押し出す力が加わる．
⑤同時に咽頭収縮筋により上から下に食塊を絞り出すように咽頭の収縮が起こる．
⑥舌骨の前上方への動きに呼応するように喉頭蓋が反転して喉頭（気道）を閉鎖する．

図4　口腔期～咽頭期

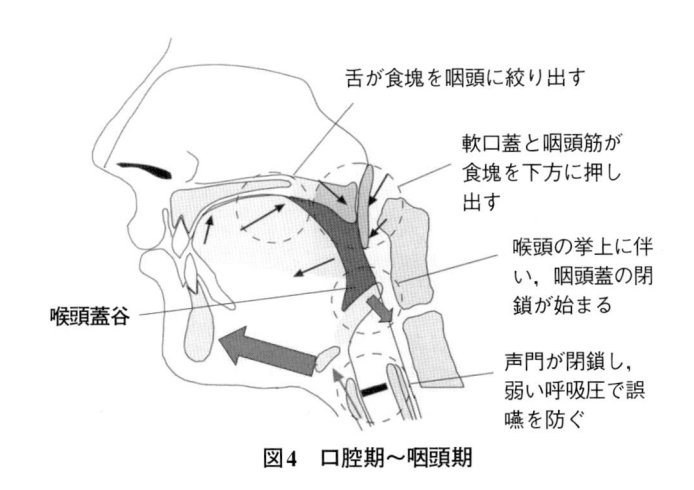

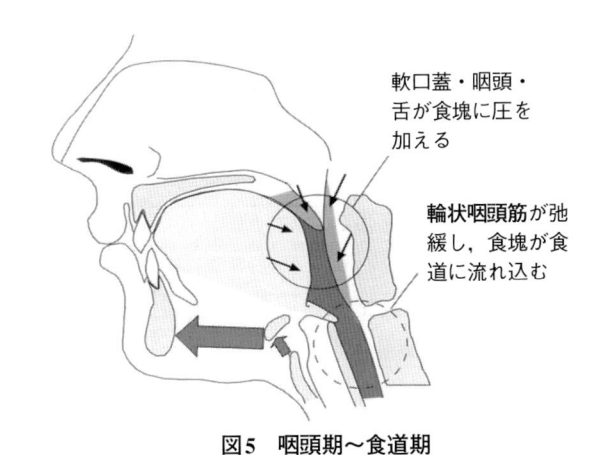

- 舌が食塊を咽頭に絞り出す
- 軟口蓋と咽頭筋が食塊を下方に押し出す
- 喉頭の挙上に伴い，咽頭蓋の閉鎖が始まる
- 声門が閉鎖し，弱い呼吸圧で誤嚥を防ぐ
- 喉頭蓋谷

図5　咽頭期～食道期

- 軟口蓋・咽頭・舌が食塊に圧を加える
- **輪状咽頭筋**が弛緩し，食塊が食道に流れ込む

⑦食塊は喉頭蓋谷に達した後，左右二手に分かれて喉頭蓋の両脇にある梨状陥凹を通過し，再び合流して食道に入っていく．

この間，上下の臼歯は咬合した状態であり，下顎は固定されている（無歯顎では咬合できないため義歯の装着が下顎を安定させる）．咽頭期の間，呼吸は停止する（声門も閉鎖する）．ただし新生児は嚥下中でも呼吸は可能である．

咽頭期に関わる運動神経は，三叉神経（口蓋帆張筋，舌骨上筋群），迷走神経（口蓋，咽頭，喉頭），舌下神経頸枝（舌），頸神経ワナC1～2（舌骨下筋群）．

5. 食道期（esophageal stage）

嚥下第3期である．食道入口部は普段閉じているが，嚥下反応が起こると開大する．食塊が入り込むと逆流を防ぐために入口部は閉じ，咽頭収縮に続いて起こる蠕動運動により食塊は胃に運ばれる．蠕動以外に食道の通過には重力と腹腔内圧も関与している．このた

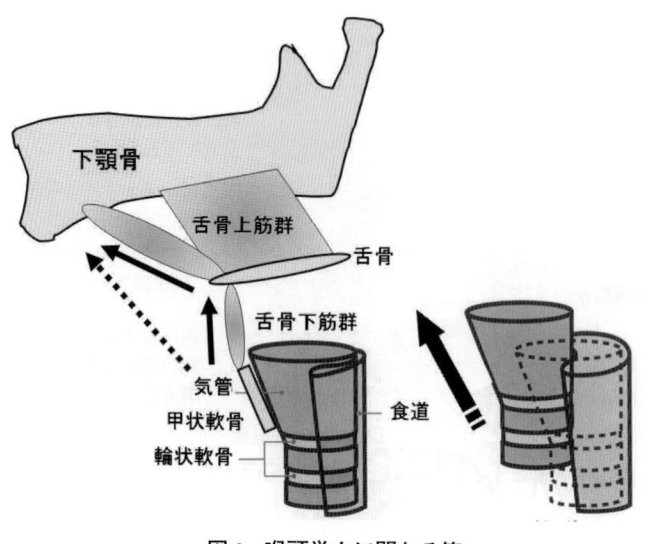

図6 喉頭挙上に関わる筋

め，立位，座位，臥位の順で通過しやすい．挙上していた舌骨と喉頭は下降して元の位置に戻り，喉頭蓋も復位して気道は開通する．鼻咽腔も解放され呼吸が再開する．

3. 摂食・嚥下障害の原因

摂食・嚥下障害（dysphagia）とは飲み込みを含む，食べる機能の障害を言う．先行期から食道期までのどの期に障害があっても摂食・嚥下障害は起こる．

摂食・嚥下障害のタイプは原因疾患別に分類すると，①器質的障害（静的障害），②機能的障害（動的障害），③その他（神経性食欲不振症，拒食症など精神的因子によるもの）に分けられる．

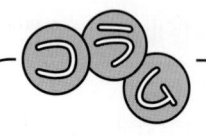

コラム　摂食・嚥下障害と嚥下障害

狭義の嚥下障害は純粋に飲み込むことを指している．つまり口腔期，咽頭期，食道期の嚥下1～3期を言う．これに対して摂食・嚥下障害は，嚥下につながるまでの運動つまり食物の認知から補食，咀嚼，食塊形成までを加え，「食べること」全体を明確に表現した用語である．ただし，最近では嚥下障害も摂食・嚥下障害と同様の広い解釈で使用されることが多くなっている．

（足立　了平）

①**器質的摂食・嚥下障害**：口腔や咽頭，喉頭，食道に腫瘍などによる狭窄や炎症性疾患がある場合，あるいはその手術後に解剖学的な異状が生じた場合に起こる障害．特に頭頸部悪性腫瘍に関しては手術による侵襲，再建後の障害，放射線療法による照射野軟部組織の繊維化などが原因となる．

②**機能的摂食・嚥下障害**：解剖学的な異状を原因とせず，嚥下運動を司る神経系が異常をきたす場合や筋肉の障害による運動や感覚の異常によって生じる障害．もっとも多い原因疾患は脳血管障害．ほかに変性疾患（ALS，パーキンソン病，脊髄小脳変性症など），筋疾患・神経筋接合部疾患（重症筋無力症，筋ジストロフィーなど），脳腫瘍，頭部外傷，炎症（脳炎，ギラン・バレー症候群など）

4．嚥下障害を発見する（スクリーニング）

医療者は誰でもファーストスクリナー（第1発見者）になれる．わが国では現在もなお肺炎による死亡者数が第4位を占め，減少するどころかむしろ増加しているという事実がある．その多くは高齢者であり，老人性肺炎のほとんどが誤嚥性肺炎であることを考えると，摂食・嚥下障害患者の早期発見の意義は非常に大きい．高齢者の肺炎の治療は長期にわたる上に抗生物質の投与など医療経済的な側面からみても影響は小さくない．

一方，歯科医師が在宅訪問診療だけでなく歯科医院においてもよく経験する「最近，食事を食べなくなった．歯が痛いのではないか．」「口の中に食べ物を含んだまま飲み込もうとしない，入れ歯が合っていないのではないか．」「顎が震えて入れ歯がカチャカチャ鳴

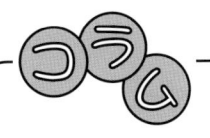

コラム　加齢と嚥下障害

Kendallらは1,300例を越える65歳以上の高齢者のVF像を検討し，摂食・嚥下障害のある患者には健常高齢者には認められない咽頭脱力があることを報告している[4]．少なくとも咽頭収縮に関しては，加齢だけでは嚥下障害をきたす要因にはならない．一般的に高齢者は若年者に比較して嚥下機能効率は低下していると考えられるが，その程度は軽度で病的な変化に分類されるほど大きなものではなく，通常は安全に嚥下することが可能である．しかし，その予備力の低下から高齢者ではほんの少しの神経系の障害から代償不全をきたし，嚥下障害を引き起す可能性が高くなる．したがって長期臥床や絶食が続くと容易に嚥下障害が顕在化すると考えられる．

（足立　了平）

る．舌も落ちつかないので食事に時間がかかる，義歯を作り直して欲しい」といった患者や家族の訴えの中には摂食・嚥下障害を疑う要素が含まれている．このような摂食や義歯にまつわる訴えやエピソードには，常に「摂食・嚥下障害があるかもしれない」という疑いの目と注意深い観察眼を持つことが重要である．医師よりもむしろ歯科医師のほうが摂食・嚥下障害患者に接する機会は多いかもしれない．誤嚥を疑うポイントを表2に挙げる．

誤嚥が疑われた場合，次いで評価を行うことになる．反復唾液嚥下テスト[5]（表3），改訂水飲みテスト[6]（表4）は有用なスクリーニングテストである．水飲みテスト（常温水

表2　誤嚥を疑うポイント

◎肺炎を繰り返している　◎食事中，後にむせや咳が多い　◎食後に声がかすれる（嗄声）
◎夜間に咳き込む　○過去に誤嚥を指摘された　○痰が多い　○食事時間が長い
○口腔内に食物が残る　○拒食がある　○脱水，体重減少　　（◎は有用性が高い所見）

表3　反復唾液嚥下テスト（RSST：repetitive saliva swallowing test）[5]

1. 被検者を座位とする．
2. 検者は被検者の喉頭隆起・舌骨に指腹をあて，30秒間嚥下運動を繰り返させる．被検者には「できるだけ何回も"ごっくん"と飲み込むことを繰り返して下さい」と説明する．喉頭隆起・舌骨は，嚥下運動に伴って，指腹をのり越え前方に移動し，また元の位置に戻る．この下降運動を確認し，嚥下完了時点とする．
3. 嚥下運動時に起こる喉頭挙上→下降運動を触診で確認し，30秒間に起こる嚥下回数を数える．高齢者では，30秒間に3回できれば正常とする．

＊嚥下障害患者では，1回目の嚥下運動はスムーズに起きても，2回目以降，喉頭挙上が完了せず，喉頭隆起・舌骨が上前方に十分移動しないまま，途中で下降してしまう場合がある．これを真の嚥下運動と鑑別することに注意を要する．

＊口渇が強く，嚥下運動を阻害していると考えられる患者には，人工唾液（サリベート）や少量の水を口腔内に噴霧し，同時にテストを施行する．判定値は，ほとんど変わらない．また，30秒では嚥下運動が観察されない場合には，観察時間を1分に延長する．観察時間の延長は，重度嚥下障害の経時的変化を追跡する場合に有用である．

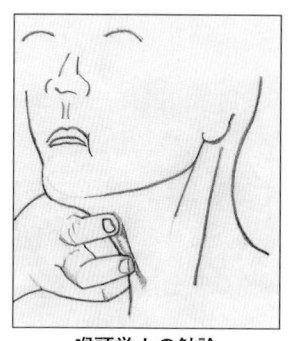

喉頭挙上の触診

（参考文献：小口和代，他．機能的嚥下障害スクリーニングテスト「反復唾液嚥下テスト」）

表4 改訂水飲みテスト (MWST：Modified Water Swallowing Test)[6]

方　　法：冷水3mLを口腔前庭に注ぎ，嚥下を命じる．
判定基準：
1. 嚥下なし，むせる，そして／または，呼吸切迫
2. 嚥下あり，呼吸切迫（不顕性誤嚥の疑い）
3. 嚥下あり，呼吸良好，むせる，そして／または，湿性嗄声（させい）
4. 嚥下あり，呼吸良好，むせない
5. 4.に加え，空嚥下の追加を指示し，30秒以内に2回空嚥下可能
評　　価：上記5段階で評価，1.～3.以下の場合，誤嚥が疑われる

30mLを嚥下）も感受性の高い検査法として使用されているが，不顕性誤嚥には注意が必要である．ほかにフードテスト，頸部聴診法，摂食場面でのパルスオキシメーターの装着などのテストがある．実際の摂食場面の観察は多くの有用な情報が得られる．

　嚥下に関与する諸器官の観察および機能検査は重要である．特に歯科医師は口腔を見慣れているため，チーム医療においては口腔の専門家としての意見を求められる．少なくとも口腔準備期，口腔期に関わる器官の形態の異常や麻痺（感覚・運動）の有無など口腔の丹念な評価は欠かせない．

障害の程度を知る（評価―情報収集と専門的検査）

　嚥下障害が疑われると，さらに詳しく評価を行うことになる．ここから先は二次スクリナーとして専門領域になるため，誰でもどこでも行えるというわけではない．また，摂食・嚥下障害の専門家は残念ながらそう多くはない．耳鼻科医や神経内科医，言語聴覚士などのリハセラピスト，栄養士などそれぞれの領域の専門家が集まったチームで対応する．それこそ今考えられる最良の方法であると思われる．ここでは一般的に行われている検査を列挙する程度にとどめる．

①画像診断：CT，MRI，SPECT
②嚥下造影検査，ビデオ嚥下造影検査（Videofluorography；VF）
　患者に造影剤を含んだ検査食を嚥下してもらい，各器官の動態をX線透視装置で観察する方法．画像をビデオに録画して分析する方法は診断的価値が高く，嚥下機能検査において最も標準的な検査法となっているが，放射線被曝の問題がある．

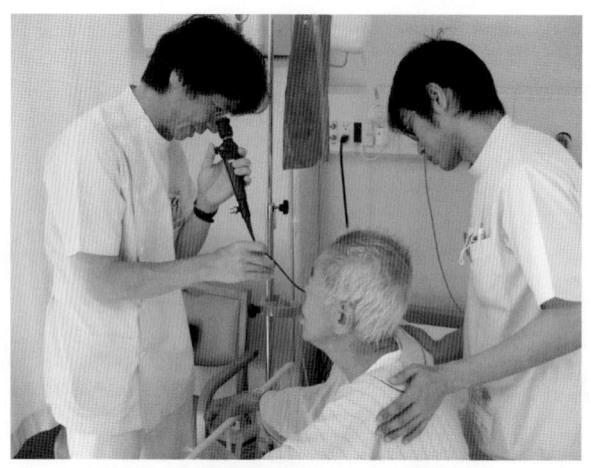

図7 ベッドサイドでの嚥下内視鏡検査

③嚥下内視鏡検査，ビデオ嚥下内視鏡検査（Videoendoscopic examination）

　　　鼻腔から内視鏡を挿入し咽頭の様子を観察する検査（図7）．ベッドサイドでも行うことが可能である．画像をビデオで録画すると診断価値は高まる．嚥下の瞬間は観察できないが，放射線被曝がないため繰り返し行うことが可能である．

④エコー（超音波断層法）
⑤肺シンチグラフィ
⑥筋電図
⑦電気声門図
⑧嚥下圧測定

5．訓練と対応（歯科的アプローチを含む）

　訓練は，評価に基づいて明確なゴールを設定し，病態に応じた訓練を働きかける部位や目的別に選択する．摂食・嚥下障害に対する訓練は間接訓練と直接訓練に分けられる．

　間接訓練とは食物を用いないで行う基礎的訓練であり，摂食・嚥下運動に関わる諸器官に刺激や運動を加えることによって機能の改善を図る．誤嚥などの危険性がないため，急性期から積極的に行うことができる．頸部のリラクゼーション，口腔器官の訓練，構音訓練，温度触覚刺激法，呼吸訓練，咳払い訓練，声門閉鎖訓練，発声訓練，バルーン拡張訓練などがある．

　直接訓練は実際に食物を用いて行う訓練である．実際に摂食，咀嚼，嚥下することによって筋力の増強や協調性の改善を図るが，代償的アプローチを探る目的も持っている．

訓練の前には準備運動として口腔清掃を行うことが望ましい．

訓練以外の対応としては手術的アプローチ（誤嚥防止手術，嚥下機能改善手術），歯科（補綴）的アプローチ，薬物的アプローチ（カプサイシン，ACE阻害剤など）などがある．歯科的アプローチとは，顎口腔の欠損（歯，骨，軟部組織）の形態的な回復や機能の代償を目的とした装置（義歯，顎補綴，舌接触補助床など）を装着することによって摂食・嚥下機能を補助的に改善させる方法である．口腔準備期，口腔期では舌が口蓋粘膜にしっかり接触していることが咀嚼や食塊の送り込みをスムーズにさせるが，舌がん手術による可動域制限や脳の障害による舌の運動性機能障害が存在すると嚥下困難となり誤嚥の可能性が高くなる．この場合，舌の運動を代償するように口蓋床や義歯の口蓋部分を厚くすると嚥下しやすくなる（図8）．同様に総義歯の場合には咬合高径を小さくすることでも代償でき

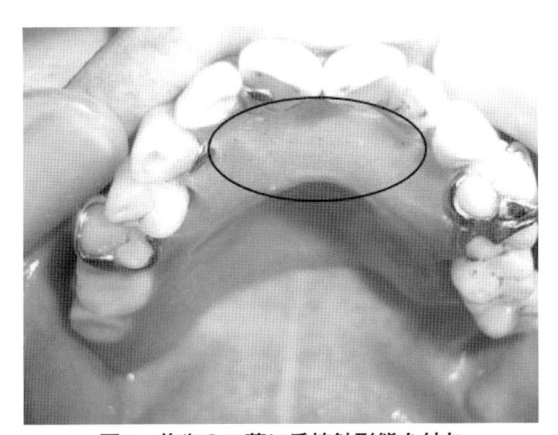

図8　義歯の口蓋に舌接触形態を付与

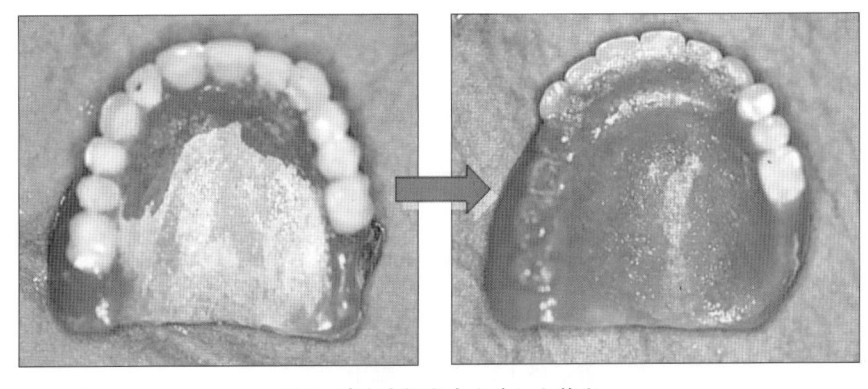

図9　咬合高径を小さくした義歯
舌がん術後，印象材の粉末を用いて舌の接触状態を確認すると口蓋前方部以外は接触していない．臼歯部人工歯を除去して嚥下させたところ舌は口蓋に接触した．

る（図9）．逆に普段総義歯を装着して生活している高齢者が義歯を装着せずに水を飲むとむせることがある．また，咽頭期にしっかり喉頭挙上するためには上下臼歯が咬合することによって下顎が固定されていることが前提になっている（図6）．咬合支持がない無歯顎の場合には舌縁を上下歯槽堤で噛んで下顎を固定するため舌の動きが制限されてしまう可能性が示唆されている[8]．口腔準備期，口腔期，咽頭期と歯科が関与できる時期は決して少なくない．以上のことから嚥下訓練においても早期から義歯の装着が勧められている[7]．

6. 誤嚥性肺炎を予防する — チームアプローチの重要性

摂食・嚥下障害患者で注意を払う合併症は低栄養と窒息，誤嚥性肺炎である．特に誤嚥性肺炎は口腔・咽頭の微生物が起炎菌であり専門的口腔ケアがその発症を減少させる[9]ことから，歯科医療の関与が必須となる疾患である．誤嚥性肺炎を一般的な感染の成立要因から考えると，①感染を起こさせるのに十分な細菌の存在（口腔・咽頭細菌の増加），②細菌の進入路の存在（誤嚥，咳・咽頭反射の減弱），③宿主の免疫低下（栄養障害）3要因がそろって初めて感染が成立する（図10）．したがって，誤嚥性肺炎の予防における戦略は①〜③への対応を統合したものになる．①への対応は口腔の清掃が咽頭の細菌数を減少させることが明らかにされており，口腔管理によるプラークフリーの状態を長く保つことが推奨される．患者自身あるいは介護者によるパーソナルケアに定期的な専門的口腔ケアを組合せることで予防効果が高まる．加えて，不良補綴物の除去や大きなカリエスの処置，動揺歯の抜歯などプラークが付着しにくい口腔環境を保つための歯科治療が必要

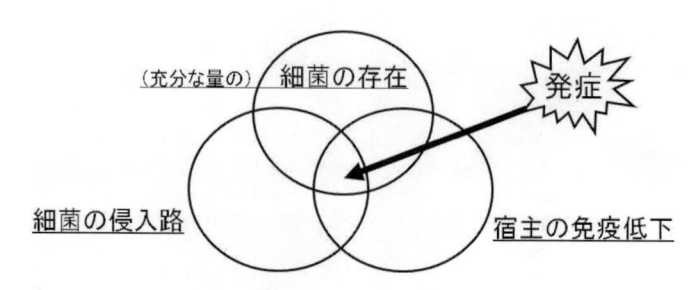

図10 誤嚥性肺炎予防の目標と戦略

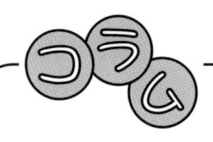

> ### コラム　ヒトと誤嚥
>
> 　食物は通常口腔に取り込まれ，咽頭を通過して食道から胃に移送される．この咽頭という部位はもう一つ気道という重要な役割を持っている．鼻腔や口腔から吸入された空気は，咽頭・喉頭を経て気管から肺に送り込まれる．ヒト以外の哺乳動物はこの2つの機能を立体交差で交通整理しており，食べながら呼吸することができる．四足歩行動物では咽頭腔が狭く，喉頭が鼻腔の後方まで上がっており軟口蓋と喉頭蓋が接しているために，気道と栄養の道が分離しているからである．一方，ヒトは食物を嚥下するとき，咽頭腔で気道と栄養の道が交叉するため呼吸を一時停止するという，いわば信号機付きの交差点のような交通整理を行っている．このため何らかの原因で信号機がうまく作用しないと誤嚥の危険を招くことになる．しかし，ヒトはこのような危険極まりない咽頭の構造と引き換えに，発達した音声・言語を自由に操るというすばらしい機能を手に入れた．これによってヒトは社会を形成し，文明を築き上げた．現在の高度な文明は誤嚥という宿命の上に成り立っていると言える．
>
> 　　　　　　　　　　　　　　　　　　　　　　　　　　　　　　　　（足立　了平）

になる．②への対応は嚥下訓練であるが，他に咽頭反射を亢進させる薬物（カプサイシン，ACE阻害剤など）の利用や歯科医師による嚥下補助装置の製作なども挙げられる．③については栄養管理である．摂食・嚥下障害において栄養評価は重要であり，NSTが関与することも多い．

　このように高齢者の肺炎予防は，医師，看護師，薬剤師，技師，リハスタッフ，栄養士，歯科医師，歯科衛生士，その他介護に関わる多くの職種によって支えられている．そして，たとえ嚥下障害があっても容易には感染を成立（肺炎を発症）させない対応を施すことが高齢者の肺炎リピーターを減少させることになる．

参考文献

1) Leopold NA, et al：Swallowing, ingestion and dysphagia：A Reappraisal. Arch Phys Med Rehabil 1983: 64; 371-373.
2) Palmer JB, et al：Integration of oral and pharyngeal bolus propulsion. 日本摂食嚥下リハビリテーション学会誌. 1997; 1; 15-30.
3) 聖隷三方原病院嚥下チーム：嚥下障害ポケットマニュアル, p.5-6, 医歯薬出版, 2002.
4) Kendall KA, et al：Pharyngeal constriction in elderly dysphagic patients compared with young and elderly

nondysphagic controls. Dysphagia 2001: 16; 272-278.
5) 小口和代，他：機能的嚥下障害スクリーニングテスト「反復唾液嚥下テスト」（RSST）の検討（1）正常値の検討．リハビリテーション医学 2000: 37; 375-382.
6) 才藤栄一：平成11年度厚生省厚生科学研究費補助金　長寿科学総合研究　平成11年度研究報告，2000, p.1-17.
7) 小椋脩，他：嚥下障害の臨床―リハビリテーションの考え方と実際，p.210-211，医歯薬出版，2007.
8) 向井美惠：摂食・嚥下機能の発達と減退．日本摂食嚥下リハビリテーション学会誌 1999: 3; 3-9.
9) 米山武義，他：要介護高齢者に対する口腔衛生の誤嚥性肺炎予防効果に関する研究．日歯医学会誌 2001: 20; 58-68.

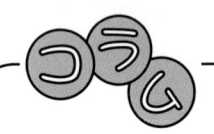

コラム

口腔ケアはなぜ肺炎を予防する？①

　誤嚥性肺炎の原因菌の多くが口腔内に由来するという．そして，口腔ケアによって口腔内細菌が減少するという論文は数多くある．では咽頭部の細菌数はどうだろう．徹底した質の高い口腔ケアにより咽頭部の細菌数は5ヵ月で1／10に減少したという（弘田克彦他：プロフェッショナル・オーラル・ヘルス・ケアを受けた高齢者の咽頭細菌数の変動．日本老年医学会雑誌，34，1997）．

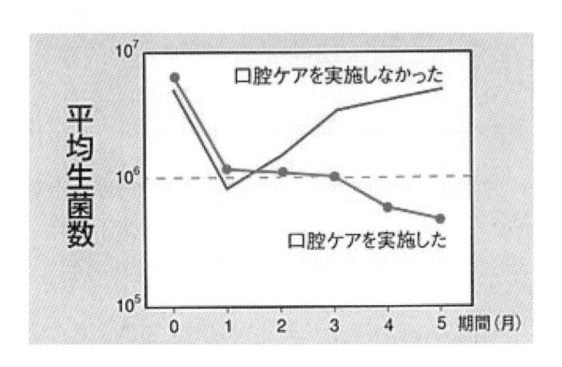

（足立　了平）

14章 災害と口腔ケア

1.「災害時口腔ケア」へのきっかけ

　2010年1月阪神・淡路大震災の発生から15年を迎えた．阪神・淡路大震災においては震災関連死という目新しい考え方と，肺炎による死亡が最も多かったという報告によって「大規模災害時には口腔ケア（口腔保健）が重要である」と考えるようになった．つまり，この肺炎が誤嚥性肺炎であったならば口腔ケアで防げたのではないかと考えたのである．

2. 避けられた死：震災関連死

　1995年に発生したこの未曾有の大災害は，6,434人の死者を出した．このうち家屋の倒壊による圧死や窒息死，つまり「直接死」は5,512人であった．では，残りの922人（総死亡者の14.3％）はどのような死の転帰をとったのか．内閣府によると，震災に関連した肺炎，脳卒中，心筋梗塞などによる死亡と記録されている[1]．大地震をかいくぐって生き延びたにもかかわらず，その後わずか2ヵ月ほどの間に900を超える命が失われたことになる．震災のストレスや生活環境の悪化などによって発症あるいは増悪する疾患は「震災関連疾患」，死亡にまで至った場合には「震災関連死」と称され，「震災という特殊な事態がなければ助かった可能性のある死亡」と定義されている．阪神・淡路大震災においては，この震災関連死は肺炎によるものが最も多く，24％（223人）を占めた[2]．一方，2004年に発生した中越地震では，震災関連死が総死亡者の約60％を占め，車中泊によるエコノミークラス症候群による死亡が注目された．これらの死は，たとえ災害の中であっても避難所や居宅での適切な保健指導によって避けられたものも少なからずあったのではないかと考えられる．

3. 避難所における肺炎の発生機序：誤嚥性肺炎の可能性

　阪神・淡路大震災においては震災関連死の81.3％が65歳以上の高齢者であった（中越地震では70.8％）．肺炎の発症に関しては神戸協同病院の上田らによって，インフルエン

ザの流行，避難所の劣悪な食住環境，脱水，ストレスによる免疫力低下などいくつかの要因が挙げられている[3]．しかし，近年わが国においては高齢者肺炎の約60〜80％が誤嚥性肺炎とされており[4]，震災時の肺炎も同程度の割合で誤嚥性肺炎が含まれるのではないかと推察される．

　誤嚥性肺炎は，免疫力の低下した高齢者が口腔内細菌を多く含んだ唾液を誤嚥することによって引き起こされる．阪神・淡路大震災では，極端に飲み水が不足していたため口腔内および義歯の清掃不備により口腔内細菌が増加した高齢者が多くいたと想定される．1995年1月17日〜3月31日の期間，神戸市内で行われた歯科医療救援活動4,269人のカルテから渉猟し得た傷病名を詳細に調べ，1993年の厚生省患者統計（平時における歯科医院の疾患の平均的な割合）と比較したところ，口腔内病原微生物の増加によると思われる疾患が有意に増加していた（**表1**）．

	平成5年患者統計 ×1000人(%)	阪神・淡路大震災 人(%)
歯牙疾患	815.1[*] (64.8)	1765 (41.3)
歯周疾患	133.8 (10.6)	414 (9.7)
歯性感染症	32.2 (2.6)	511[*] (11.9)
粘膜炎（口内炎）	0.0 (0.0)	54[*] (1.3)
外傷	4.1 (0.3)	85[*] (2.0)
義歯関連疾患	253.6 (20.1)	1329[*] (31.2)
その他	20.1 (1.6)	111 (2.6)

[*] $P<0.01$

表1　疾患の比較
阪神・淡路大震災 vs 平成5年度患者統計

　また，高齢者は人前で義歯をはずすことに抵抗があり，汚れて多数の細菌が付着したままの義歯を装着して生活していたと考えられる．以上の想定はその後の災害時に設けられた避難所において一様に認められた事例であり，2009年8月の兵庫県北西部豪雨災害の被災地・佐用町の避難所でも確認されている．さらに，阪神・淡路大震災では早朝の地震であったため義歯を紛失した高齢者が多かった．長年総義歯を使って食事をしている高齢者にとって義歯のない状態では嚥下障害が顕著に表れること，避難所の当初の食事は冷えて堅いものが多く，摂取が困難であったため低栄養を引き起こしたことなどを考えると，避難所における高齢者の肺炎は誤嚥性肺炎であった可能性は非常に高いと考えられる．

　一般的に誤嚥性肺炎は脳血管障害患者に多く発現するが，大脳基底核の微細な無症候性脳梗塞であっても嚥下障害を認めることがある．脳血管障害のリスクファクターとしては高血圧症と糖尿病が挙げられる．阪神・淡路大震災時にはストレスに加えて，降圧薬や

高血糖薬，インスリンなどの薬剤を持ち出せなかったことや医療機関の機能不全によって処方が中断し，定期服用（注射）ができなかったこと，あるいは食事療法や運動療法が困難であったことなどから，高血圧，糖尿病の増悪が問題となった[5]．事実，肺炎と脳血管障害による死亡者数は前後5年間に比べ平成7年（1995年）が突出しているが，悪性新生物や自殺についてはこのような現象は認められない（図1）．

さらに，神戸市各区の肺炎による死亡者数を前年と比較すると激甚6区では大きく増加

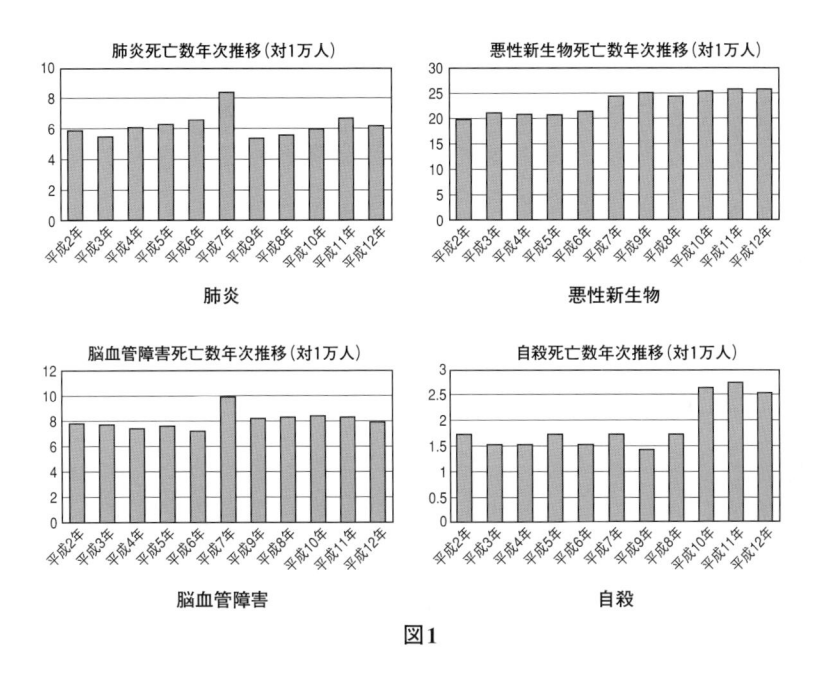

図1

しているが，非激甚3区においては全く増加しておらず，脳血管障害による死亡者数も肺炎と同様の傾向を示している（図2, 3）．これにより，この2つの疾患は明らかに震災の影響によって増加したと考えられる．

これらの事実から災害時に発症する肺炎には，①義歯および口腔内の清掃不備による

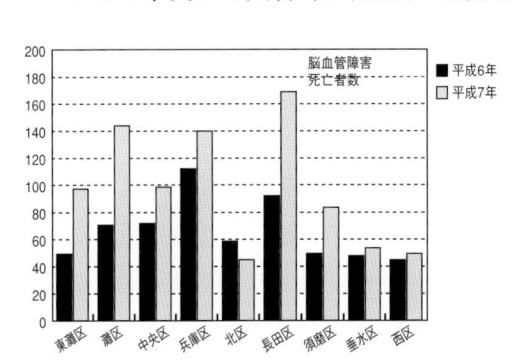

図2　区別肺炎死亡者数（対10万人） 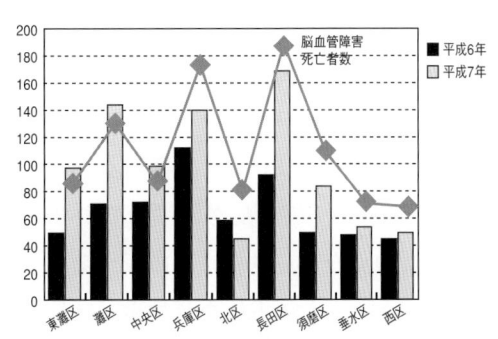　　図3　肺炎死亡と脳卒中死亡（対10万人）

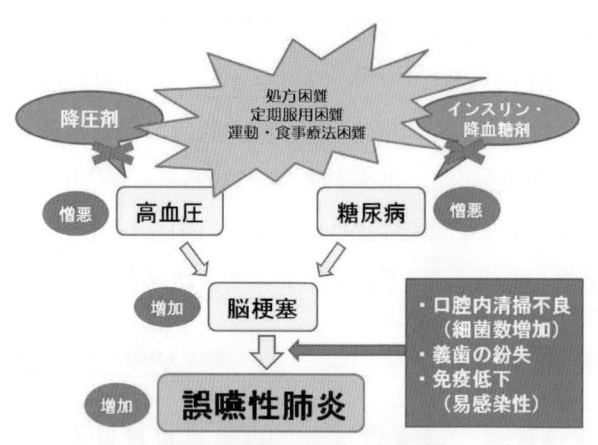

図4 災害時の肺炎発症機序

口腔内細菌の増加，②義歯の紛失，③高血圧症・糖尿病の増悪による脳血管障害の増加，④免疫力低下などの背景から誤嚥性肺炎が多く含まれていたと推測される（図4）．

4．災害時の誤嚥性肺炎予防戦略を考えた健康管理体制の構築

　口腔内や義歯の表面を清潔に保ち口腔内細菌を減少させる口腔ケアを徹底すれば，高齢者の肺炎発症率を40％減らすことができたという米山らの報告がある[6]．それによると阪神・淡路大震災においても被災者への口腔ケアを行っていれば高齢者の肺炎発症を減少させることができたのではないかという考えが生まれ，新潟県中越地震（2004年），能登半島地震（2007年），新潟県中越沖地震（2007年），岩手・宮城内陸地震（2008年）においては比較的早期から被災者に対して口腔ケア（口腔保健）の重要性を説明し，指導を行った．その結果，新潟県中越地震（2004年）では肺炎による死亡はわずか1名にとどまった（図5）．ただ，この結果についての考察は明らかにされていない．インフルエンザワクチン接種の効果によるもの，あるいは介護保険によって要介護高齢者の居場所を行政が把握していたことが影響しているのかもしれない．

　関連死は自治体に申請してはじめて認定されることになっている．独居や身内からの申請がない場合には認定されない．したがって阪神・淡路大震災では，前後の人口動態から実際の関連死は1,600人を越えるとの報告もある．このうち肺炎の割合が24％として400人．口腔ケアで発症が防げるのが40％とすると，160人の命を口腔保健で救うことができる計算になる．さらに高血圧，糖尿病患者への服薬指導および栄養管理と誤嚥を防ぐ食形態の工夫などの方策を付加すれば救命率はさらに上昇するであろう．

　阪神・淡路大震災以後も多くの震度6以上の地震災害は多発しており，日本は地震の活

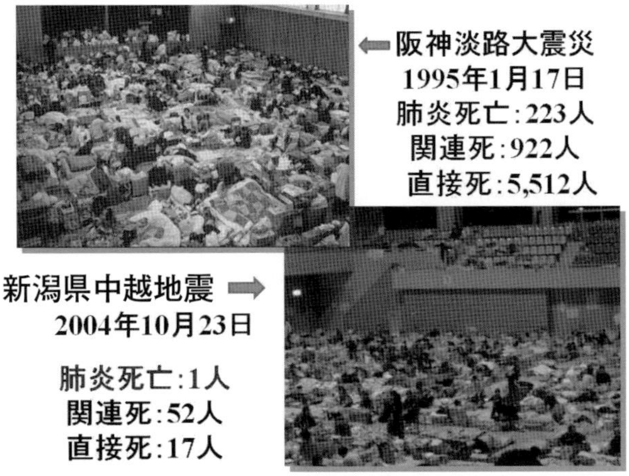

図5　阪神・淡路大震災および新潟県中越地震における死亡者数

動期に入ったと考えられている．また，大規模災害は地震だけではない．近年では地球温暖化によると考えられる集中豪雨などの水害や津波などの自然災害においても多くの犠牲者が出ている．このような大規模災害では避難所が設置されるが，その多くはプライバシーが保てず，食住も含め劣悪な環境である．断水のため水場の確保が困難であることが多く，手洗い，うがい，歯磨き，義歯の洗浄など健康管理に必要なケアが確保できない．

　地震や豪雨のような自然災害の発生を抑えることはできないが，その後に継発する二次災害は私達の努力で軽減することができる．震災関連疾患・関連死の実態および発生機序を明らかにし，予防策を講じることは災害後の被害を最小限に抑えるという減災の観点から非常に重要である．中でも誤嚥性肺炎はその発生をある程度予防することが可能な疾患であると考えられるため，被災者の口腔を健全に保つことは有意義であると考えられる．
　災害時の関連死と口腔保健の関係については，世界でいまだ報告されたことはない．日本だけの特徴かもしれないが，震災関連疾患としての肺炎の多くが誤嚥性肺炎であるならば，その半数近くを口腔ケア（口腔保健）指導の徹底によって減少させることができる．地震活動期に入ったと言われるわが国において，避難所が設置される比較的大規模な災害においては，必ず口腔保健の啓発と口腔ケアに必要な用具の配布および水場の確保などの環境設定が即座に行われることが理想である．そのためには，平時から「肺炎予防としての口腔ケア（口腔保健）の重要性」についての普及活動が必要である．口腔ケア（口腔保健）の提供・指導は災害時の健康被害を最小限に食い止める方策の一助として，災害時の被災者に対する健康管理のスタンダードとして位置づけられるかもしれない．

参考文献

1) 内閣府：阪神・淡路大震災教訓情報資料集
 (http://www.bousai.go.jp/1info/kyoukun/hanshin_awaji/data/detail/1-1-2.html)
2) 神戸新聞2004年5月14日
3) 上田耕蔵：阪神大震災/神戸協同病院の1ヶ月の記録．大阪保険医雑誌 1995: 334.
4) 寺本信嗣：誤嚥性肺炎の病態と治療．呼吸器ケア 2009: 7.
5) 糖尿病ネットワーク「災害に備えて」(http://www.dm-net.co.jp/saigai/2005/12/5.html)
6) 米山武義，他：要介護高齢者に対する口腔衛生の誤嚥性肺炎予防効果に関する研究．日歯医学会誌 2001: 20.

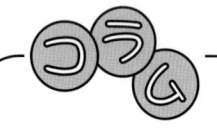

コラム　口腔ケアはなぜ肺炎を予防する？②

一方，「継続した口腔ケアによって，要介護高齢者の嚥下潜時（嚥下するまでの時間）が短縮し，誤嚥の予防につながる」という興味深い論文がある（Daily Oral Care and Risk Factors for Pneumonia Among Elderly Nursing Home Patients. JAMA. 2001; 286: 2235-2236）．口腔ケアによって嚥下反射を促す物質であるサブサタンスP(SP)が増加し，嚥下潜時（LTSR）の短縮が認められるというものである．質の高い口腔ケアは，細菌数の減少と嚥下反射の亢進という2つの面での肺炎予防効果を備えているのである．

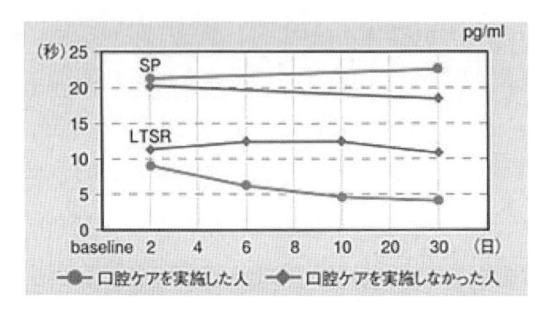

（足立　了平）

15章 口腔のしくみ

1. 口腔

　口腔（oral cavity）は消化管の最上部で，上・下の歯によって食物を微細な小片に砕き（物理的消化），唾液と混合させる（化学的消化），咀嚼運動が行われている．他に発声器および味覚器として重要な役目を演じ，時に補助気道としても役立っている．

　口腔（図1）は，①前壁は口唇 lips，②③左右側壁は頬 cheek，④上壁は口蓋 palate，⑤下壁は口腔底 floor of oral cavity，⑥後方は口峡 fauces の6つの壁により囲まれた空間である．

　さらに口腔前庭と固有口腔の2部に区別する．

　口腔前庭：上下の歯列弓と歯槽部の前と外側にある，U字型の狭い空間．口唇と頬によって囲まれ，口裂によって外界と通じる．

　固有口腔：上下の歯列弓と歯槽部（前と側方）によって口腔前庭と境され，また口蓋（上方）により鼻腔と境される．下方は口腔底で舌があり．後方は口峡により咽頭に通じている．

　口を閉じた状態でも両者は各歯の間（歯間隙）と歯列の後ろにある隙（臼後隙）によって連絡している．

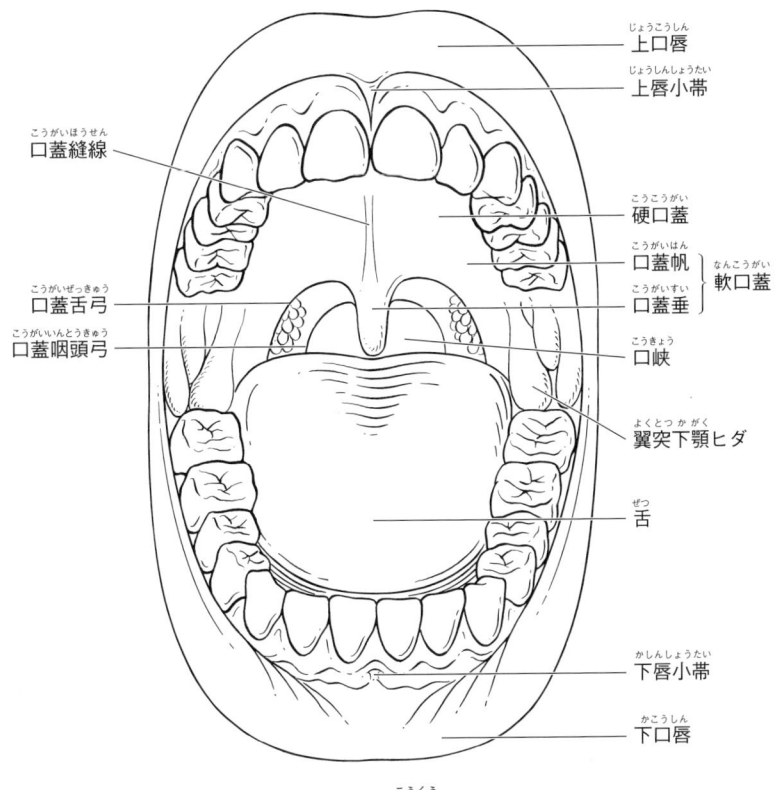

図1　口腔

❶ 口　唇（図1）

　口唇は口裂をはさんで上唇と下唇がある．口裂の両端を口角，その外側を唇交連といい，上唇と頬との境は鼻唇溝，下唇とオトガイとの境をオトガイ唇溝という．上唇の中央には人中という浅い溝があり，その下端の上唇縁の隆起を上唇結節といい，よって上唇はM字型になる（☞p.151）．上唇と下唇をめくると正中部の矢状方向に粘膜ヒダがあり，それぞれ上唇小帯，下唇小帯という．これは可動性に富み，義歯の安定に関係し，時には上唇小帯が歯槽部まで達して，上顎前歯に隙が出来る．

　口唇の基盤を作るのは口輪筋で，粘膜下組織には口唇腺（混合腺）がある．

> **メモ**
>
> **赤唇**：（ヒトだけの解剖学的特徴）
> 口唇はヒゲのはえている皮膚部と，濡れている口腔粘膜の粘膜部の間に，口紅を塗る中間部（赤唇）が存在する．なぜ赤いのかというと，固有層の乳頭が高く，その部分の上皮層が薄くなり，乳頭に分布している毛細血管が上皮を通じて見る事が出来るから．口唇を見て血液循環や全身の状態が把握できる．
>
> **オトガイ**：（人類進化の証し，現世人類の身分証明書）
> オトガイはヒトだけに見られる解剖学的形態で，4万年ぐらい前の現生人類から見られる形態．

❷ 頬（図1）

　頬の基盤は頬筋であり，その表層で咬筋前縁の凹みには頬脂肪体という脂肪組織が発達している（特に新生児）．頬粘膜の後端に垂直に走るヒダ（翼突下顎ヒダ）をつくり，また上顎第二大臼歯に対向する頬粘膜には耳下腺乳頭という小隆起があり，耳下腺管が頬筋を貫いて口腔前庭に開口している（この部位に歯石が沈着しやすい）．粘膜下組織には頬腺（混合腺）がある．

❸ 口　蓋（図2）

　口蓋は固有口腔の上壁であり，口蓋の上面は鼻腔底でもある．形は軽くドーム状に高まっているが，その程度はヒトによって異なる．口蓋の前2/3は基盤が骨口蓋で，硬く，硬口蓋（不動部），後1/3は基盤は骨格（横紋）筋で，軟らかく，軟口蓋（可動部）に分ける．両者の境界線はAh-lineと呼ばれ，総義歯の後縁設定に重要である．

　硬口蓋：基盤である骨口蓋は左右の上顎骨口蓋突起と口蓋骨水平板によって形成され，それらの骨は正中口蓋縫合と横口蓋縫合によって連結している．

　正中に見られる口蓋縫線はこの正中口蓋縫合に一致する粘膜のヒダで，時に骨の隆起（口蓋隆起）や，後方に両側性の口蓋小窩を見る．縫線の前端は隆起していて切歯乳頭といい，切歯孔に相当し，切歯管を通って中隔後鼻動・静脈と鼻口蓋神経が口蓋に現れ，前歯部の口蓋歯肉に分布する．

　切歯乳頭から硬口蓋の前半分に，横に走る数本の粘膜ヒダ（横口蓋ヒダ）がある（ヒトでは発達が悪い．他の哺乳動物では著明で，咀嚼に関与する）．

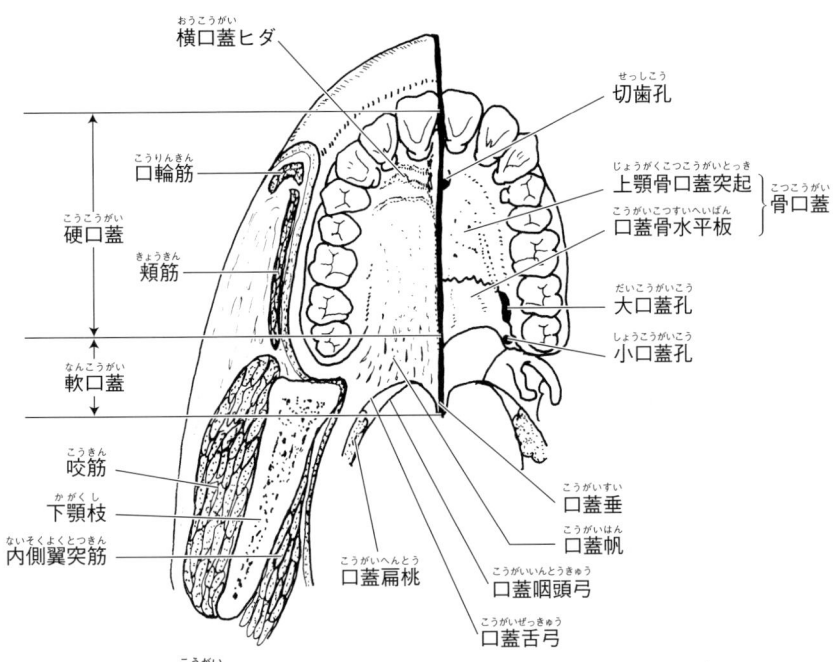

図2 口蓋（左側口蓋は，口蓋粘膜を剥離して骨口蓋を描く）

軟口蓋：基盤は口蓋筋（骨格横紋筋，表1）で，後方は上下によく可動し，口蓋帆という．口蓋帆は嚥下時，後鼻孔をふさぐ弁装置として働き，食物の鼻腔への流入を防ぐ．口蓋帆後縁の正中部に乳頭状の突起があり，口蓋垂といい，その両側から外方に前後2対の弓状のヒダがある．前方のヒダを口蓋舌弓，後方のヒダを口蓋咽頭弓といい，同名筋により生じた粘膜のヒダである．両弓の間に凹みがあり（扁桃窩），口蓋扁桃が存在する．

表1 口蓋筋（軟口蓋の基盤）

口蓋帆張筋 （こうがいはんちょうきん）	口蓋帆の緊張．耳管咽頭口を開く．
口蓋帆挙筋 （こうがいはんきょきん）	口蓋帆の挙上．耳管咽頭口を閉じる．
口蓋垂筋 （こうがいすいきん）	口蓋垂を短縮し，後上方へ挙げる．
口蓋舌筋 （こうがいぜっきん）	口蓋舌弓の形成 ｜ 口狭を狭くする．
口蓋咽頭筋 （こうがいいんとうきん）	口蓋咽頭弓の形成 ｜

メモ 気圧の変化によって（飛行機に乗った時や高い所にいる時）耳がツーンとするのを，日常的に体験する．これは鼓膜を介して，外界（外耳）と鼓室（中耳）の気圧の差が鼓膜を圧迫するために起こる．この時，唾液を飲むと直る．これは口蓋帆張筋により耳管咽頭口が開き，耳管を通して中耳の気圧を外界と等しくするためである．この気圧調整はスキューバー・ダイビングでも必要．

口蓋の粘膜は重層扁平上皮で，薄く角化している．硬口蓋の粘膜は咀嚼粘膜に分類され，粘膜下組織はほとんどなく，骨膜にすぐ移行するので可動性はない．粘膜下組織には口蓋腺（純

粘液性）があり，この粘液性分泌物は義歯床の吸着に好都合である．

4 口　底（口腔底）

　口（腔）底は下顎骨で囲まれ骨壁はなく，その大部分を舌が占めており，基盤は顎舌骨筋が形成する．この顎舌骨筋により，粘膜側の舌下部（舌下三角），皮膚側の顎下部（顎下三角）に分けられる．図3のように両部には筋と筋との間の隙（筋間隙），また舌下腺や顎下腺周囲の隙（器官隙）が存在し，炎症はこのような隙を通って波及するので重要．また口（腔）底の隙は舌骨を越えて，前頸部の筋間隙に続く（口腔底蜂窩織炎など）．

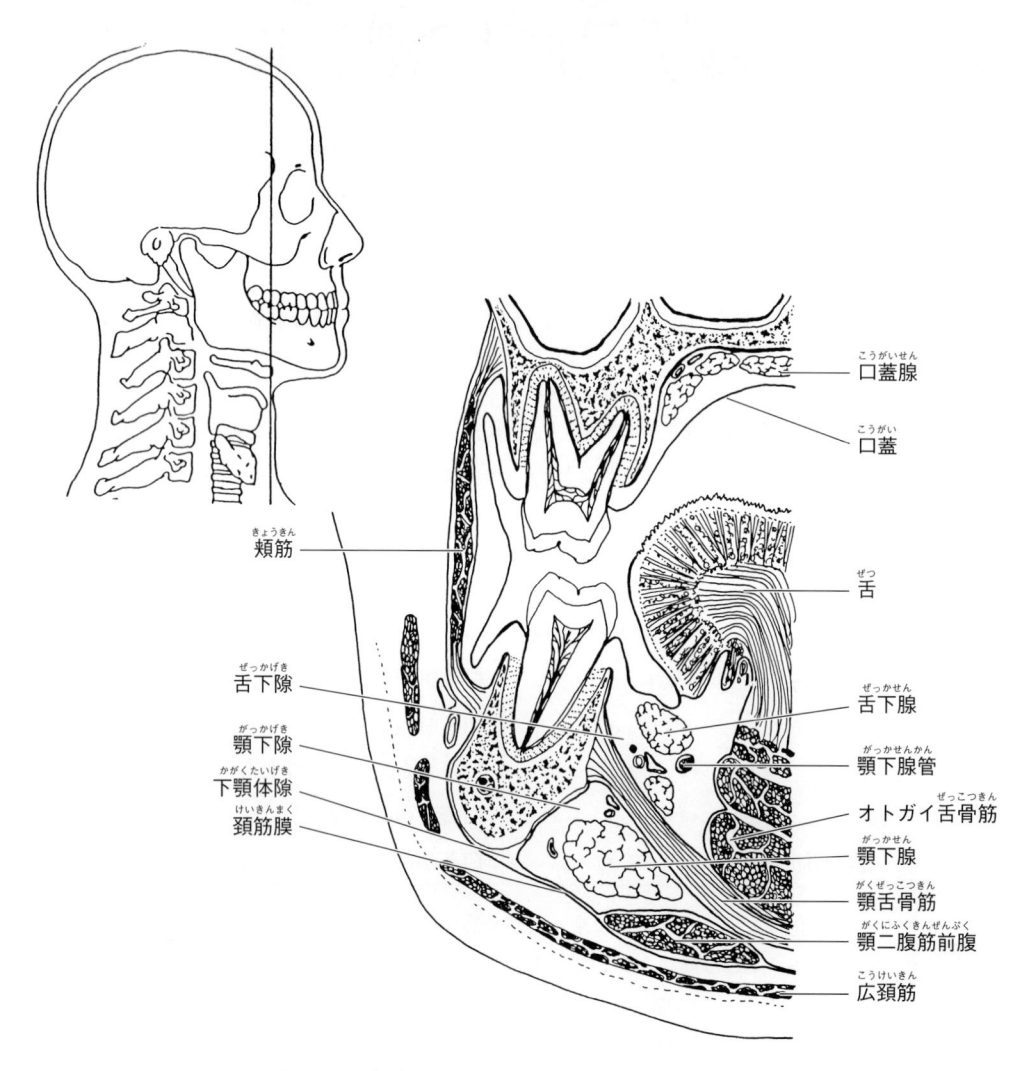

図3　口（腔）底（第二大臼歯部の前頭断面図）

5 口　峡　－　文字のごとく口腔内で最も狭い場所

　口峡は口腔と咽頭腔との移行部に相当し，その中で最も狭い所を口峡峡部という．口峡は上壁に口蓋帆，側壁に口蓋舌弓，口蓋咽頭弓と両弓の間にある口蓋扁桃，下壁に舌根とで出来ている．

　口蓋扁桃（図4）：扁桃は軽く隆起し，その粘膜表面には扁桃小窩が見られ，そこから口腔粘膜上皮が深部まで侵入して扁桃陰窩を形成する．口蓋扁桃はこの扁桃陰窩の周囲に多数のリンパ小節が集合したリンパ性組織である．扁桃は他のリンパ節とは異なり輸入リンパ管がなく，リンパ球は粘膜上皮を貫いて，口腔または咽頭腔内に遊走し，唾液小体として唾液に混じる．また口峡の周囲には舌扁桃，咽頭扁桃が口蓋扁桃と共に輪状に取り巻き，リンパ咽頭輪（Waldeyerの咽頭輪）（図5）を形成する．これら扁桃は思春期まで発育し，その後，加齢的に退縮する．

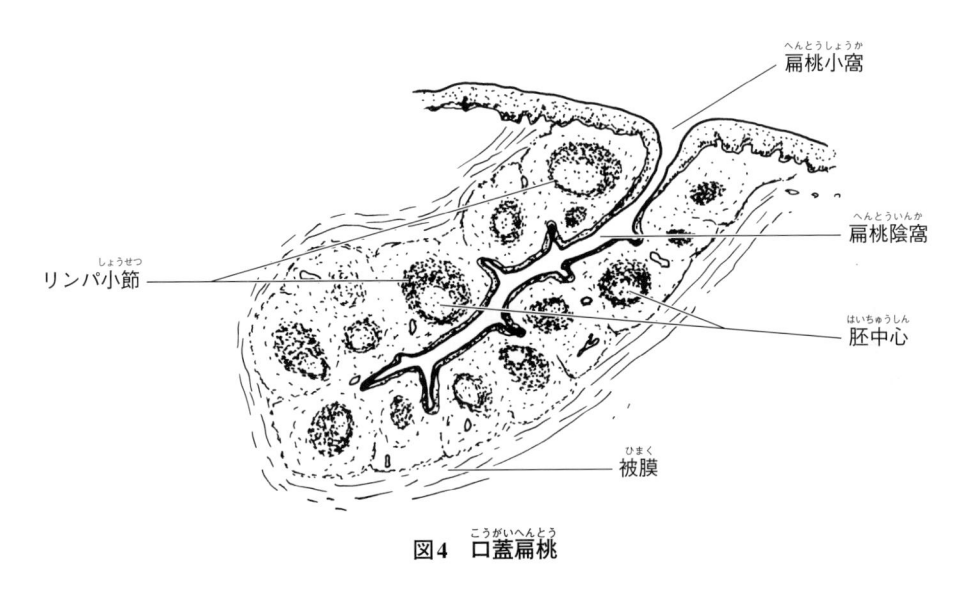

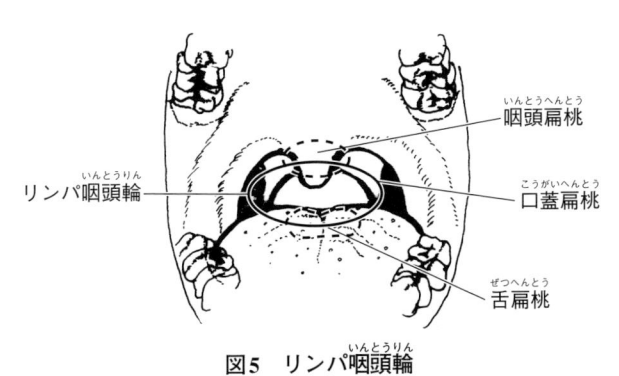

図4　口蓋扁桃

図5　リンパ咽頭輪

　咽頭扁桃（無対）は咽頭鼻部の後上壁にある．この扁桃が肥大して後鼻孔を塞ぐと，鼻呼吸が困難となり，口呼吸をする．これをアデノイド（adenoid）といい，アデノイド顔貌（上顎前突）の原因となる．

Keyword

顔面と口蓋の形成（表2，図6）

　図のように顔面は前頭鼻隆起からの内側鼻隆起（左右が癒合して無対の球状隆起となる）と外側鼻隆起，そして第1鰓弓（咽頭弓）から派生した上顎隆起と下顎隆起の成長と癒合によって形成される（胎生8週～11週）．球状隆起は鼻尖，人中，上唇結節を形成し，口腔内では一次口蓋すなわち上顎切歯部を形成する．よって球状隆起と左右の上顎隆起が癒合して上唇が形成され，癒合不全を起こすと唇裂（兎唇）が起こる．更に癒合不全が口腔内部に及ぶと口蓋裂を伴い，唇顎口蓋裂（狼咽）となる．これは片側性にも両側性にも起こる．

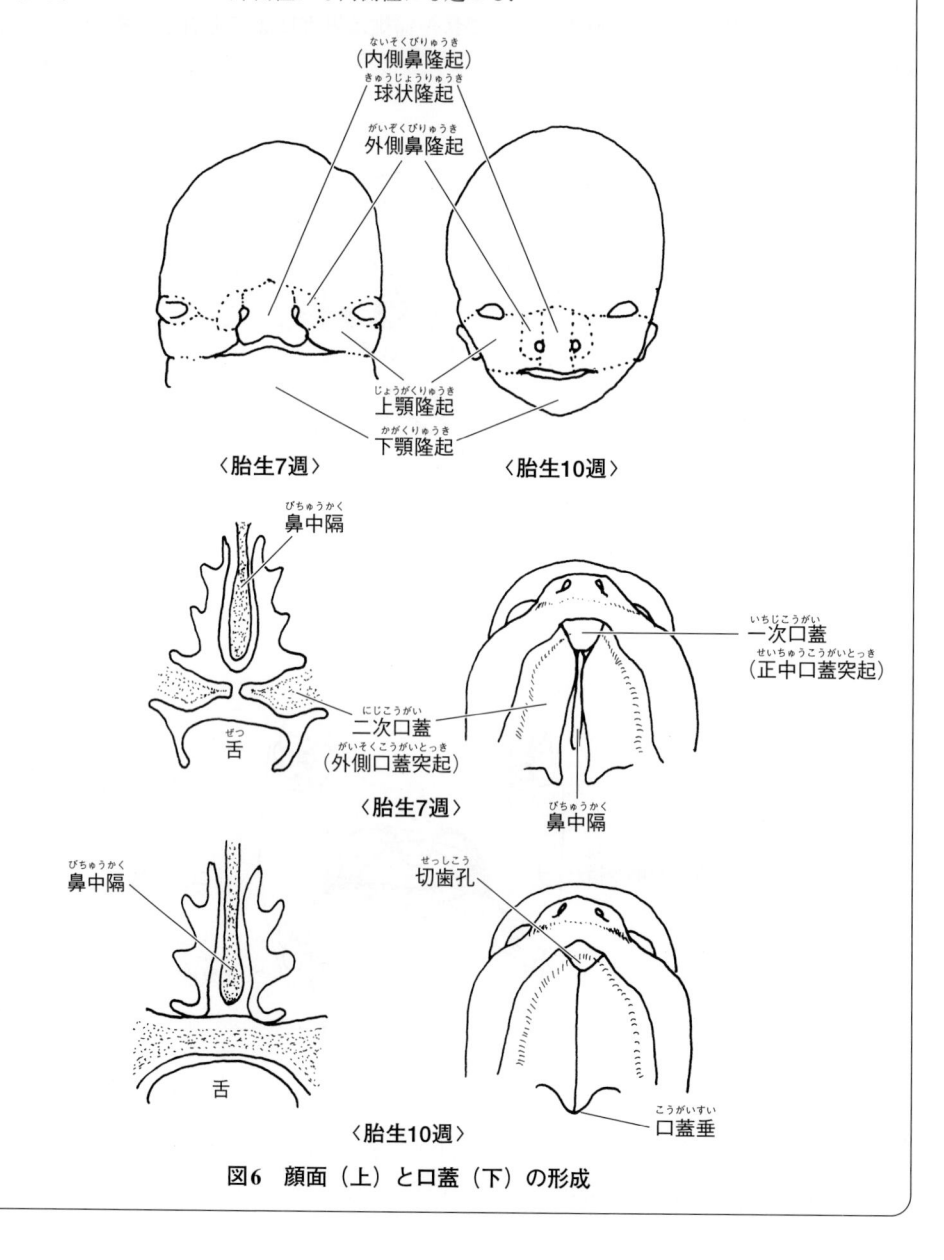

図6　顔面（上）と口蓋（下）の形成

表2　顔面の裂奇形

唇裂（しんれつ）	球状隆起と上顎隆起	斜顔裂（しゃがんれつ）	外側鼻隆起と上顎隆起
顎裂（がくれつ）	球状隆起と口蓋突起	横顔裂（おうがんれつれつ）	上顎隆起と下顎隆起
口蓋裂（こうがいれつ）	左右の口蓋突起	下唇正中裂（かしんせいちゅうれつ）	左右の下顎隆起

6 歯

歯は食物の咀嚼を行う重要な器官で，上顎骨の歯槽突起，下顎骨の歯槽部にはまり込み（釘植），U字型の歯列弓を作る．ヒトの歯は乳歯と永久歯があり，二代歯性である．

乳歯の萌出は生後6ヵ月頃から始まり，2歳頃までに完成する．その総数は20本で上・下顎の左右両側にそれぞれ，切歯2，犬歯1，臼歯2がある（図7a）．永久歯の総数は32本で上・下顎

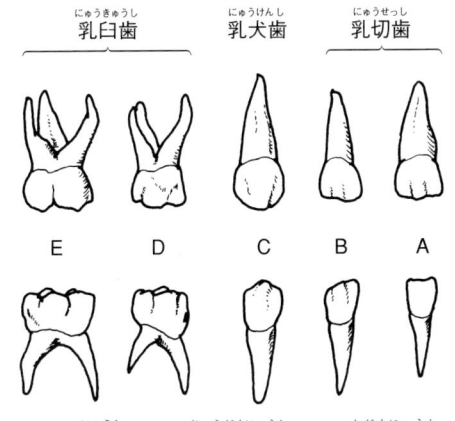

図7a　乳歯（上は上顎乳歯，下は下顎乳歯）

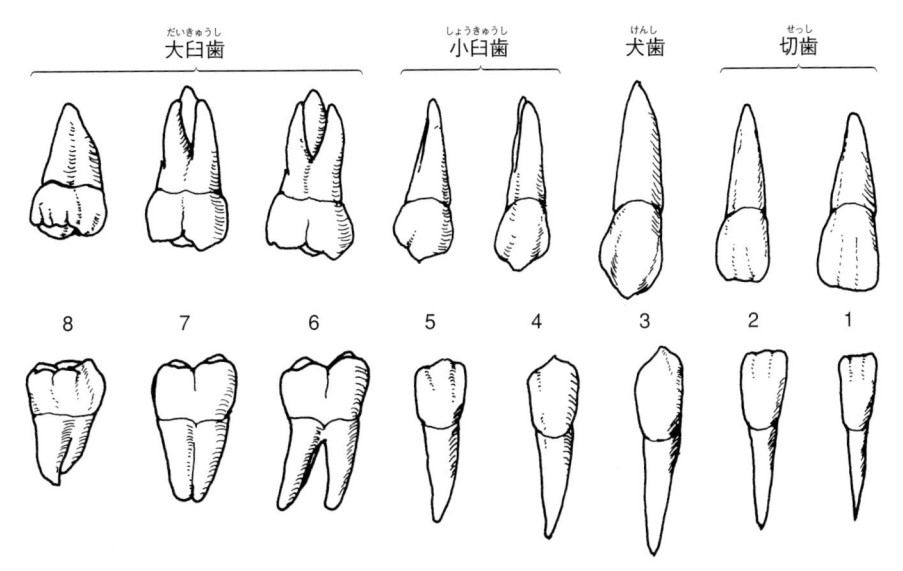

図7b　永久歯（上は上顎歯，下は下顎歯）

の左右両側にそれぞれ，切歯2，犬歯1，小臼歯2，大臼歯3である（図7b）（現代人の歯の数は減少傾向にある）．最初に萌出するのは第一大臼歯で6～7歳頃（6歳臼歯と呼ばれる），それより前方の歯は乳歯の脱落に前後して萌出する．第三大臼歯の萌出が一番遅く，20歳前後であるが，個人差が著しく，現在では消失している人も多い．第三大臼歯は智歯または親知らずと呼ばれ，萌出方向が不整で，骨中に埋伏する事もしばしばである（水平埋伏智歯）．

　歯（図8）は外胚葉性のエナメル質（口腔上皮由来，人体中，最も硬い組織）と中胚葉性の象牙質とセメント質（骨組織と同じ硬さ）の3つの硬組織よりなり，形態的には歯冠と歯根とに区別する．歯冠は口腔内に出ている部分で，表面はエナメル質で被われている．歯根は歯槽骨中に埋まっている部分で，表層はセメント質で被われている．歯冠と歯根の間でややくびれている部分を歯頸という．歯の中心部は外側とほぼ一致した歯髄腔があり，その中に歯髄が存在する．歯髄腔の歯根部を歯根管といい，歯根の先端（歯根尖）で歯根尖孔として外に開いている．歯（歯髄）に分布する血管や神経は全てこの歯根尖孔を通って歯髄腔内に進入する．歯根と歯槽骨との間には狭い間隙があり，この間隙に歯根膜と呼ばれる線維性結合組織が存在する．歯根膜は歯根（セメント質）と歯槽壁（歯槽骨）を歯根膜線維（セメント質，歯槽骨中はシャーピー線維と呼ぶ）によって結合（釘植）し，歯の保持とクッションの役目をする．歯頸部の

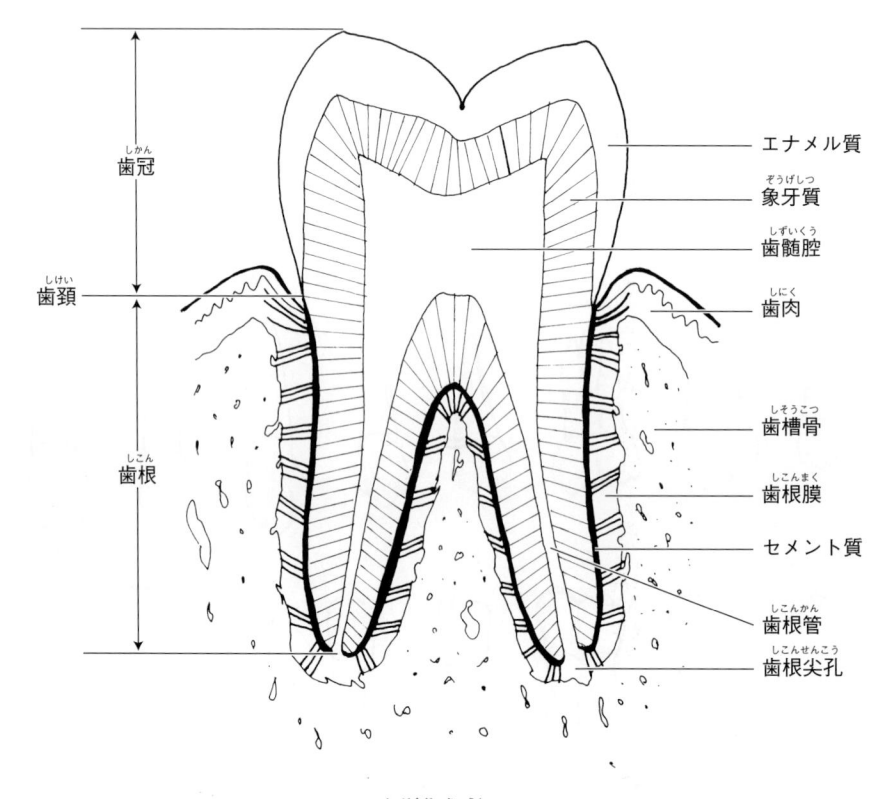

図8　下顎大臼歯の断面図

歯槽突起は歯肉と呼ぶ口腔粘膜上皮に被われ，この粘膜上皮は厚くて，骨膜と固く結合している（咀嚼粘膜）．

> **歯の二大疾患：むし歯と歯周病**
> 　むし歯（う蝕，dental caries）は，外側の硬いエナメル質の溶解・崩壊から始まり，次の象牙質まで進むと痛みが生じる（エナメル質は神経が分布していない）．
> 　歯周病は，まず歯と歯肉の間に歯垢や歯石が沈着して細菌感染を起こすと，歯肉の腫脹や出血が起こり，歯肉炎になる．これが歯根膜に波及し，膿がたまり，排膿，口臭，歯槽骨の吸収がみられると歯槽膿漏．更に進むと歯肉が退縮し，歯根がよく見えて歯が動揺し，最終的には歯が自然脱落する恐ろしい病気（歯は人生の源！）．
> **みにくいアヒルの子の時代**：上述のように上顎では犬歯の萌出は遅い為，乳犬歯が脱落して，犬歯が萌出するまでの間，切歯の間に隙が出来る（みにくいアヒルの子）．その後犬歯が萌出する事により切歯は側方に押され，切歯間の隙は消失する（ハクチョウになる）．

7 舌

舌は口（腔）底に位置する骨格（横紋）筋の塊（舌筋，表3）で，表面を口腔粘膜で被われた筋性器官である．よって形態が大きく変化して，咀嚼や嚥下の助けとなる．また味覚をつかさどっており，発声器の一部としても重要な器官である．

表3　舌　筋

外舌筋（がいぜつきん）	オトガイ舌筋	舌を前方へ	舌の位置を変える
	舌骨舌筋	舌を後下方へ	
	茎突舌筋	舌を後上方へ	
内舌筋（ないぜつきん）	上・下縦舌筋	長さを短く	舌の形を変える
	横舌筋	幅を狭く	
	垂直舌筋	高さを低く	

　舌の上面を舌背といい，凸面をなし，図9のように舌の前端を舌尖，前2/3を舌体，後1/3を舌根と呼ぶ．舌体と舌根の境界に逆V字形の分界溝があり，舌体の表面は特有のザラザラした舌背粘膜（特殊粘膜）によって被われている．また，舌体の正中には舌正中溝があり，この溝の後方にある浅い凹みを舌盲孔といい，これは，発生過程に見られる甲状舌管の上端で，下端には甲状腺が発生する．舌根は舌を引っぱり出さないと直視出来ない．舌根には舌扁桃と呼ばれるリンパ組織があり，イボ状の高まりが見られる．さらに後下方には喉頭蓋があり，その間に深い陥凹，喉頭蓋谷を作る．
　舌の下面を舌下面（図10）といい，正中をタテに走る粘膜ヒダ，舌小帯があり，これが短かすぎると発音障害を引き起こす．舌小帯の下端両側に舌下小丘があり，顎下腺管と大舌下腺管

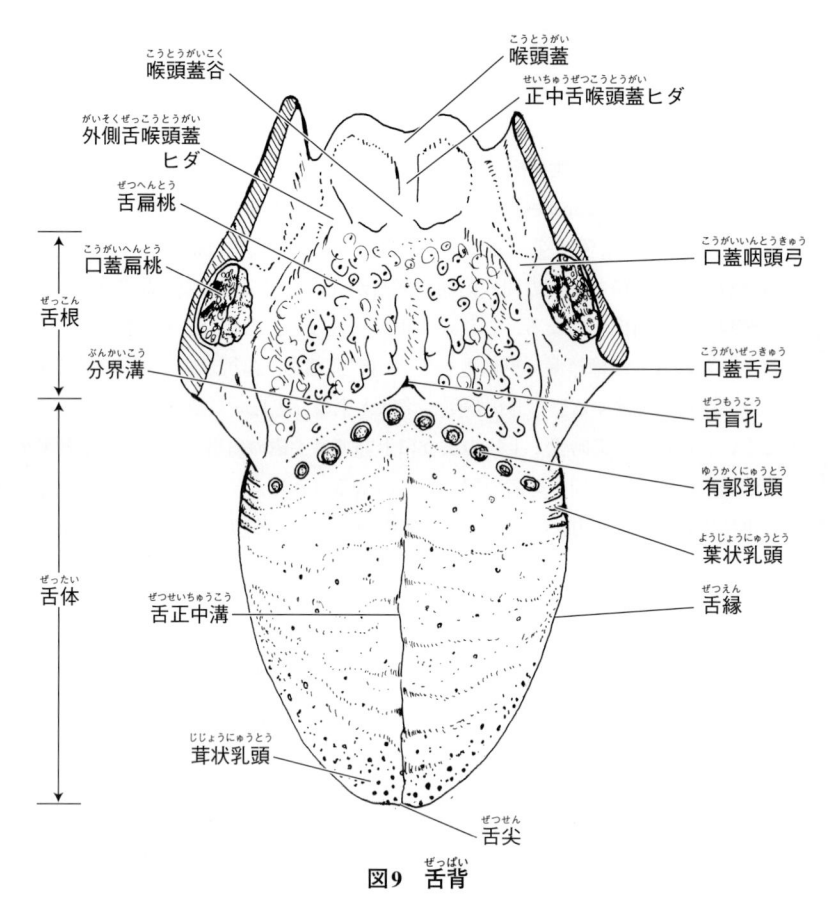

15章　口腔のしくみ

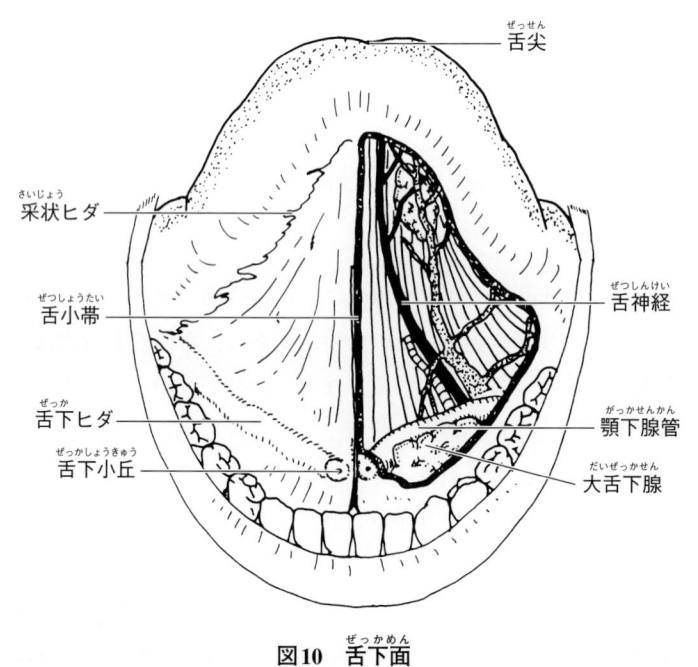

図9　舌背

主なラベル:
- 喉頭蓋谷（こうとうがいこく）
- 喉頭蓋（こうとうがい）
- 正中舌喉頭蓋ヒダ（せいちゅうぜつこうとうがいヒダ）
- 外側舌喉頭蓋ヒダ（がいそくぜっこうとうがいヒダ）
- 舌扁桃（ぜつへんとう）
- 口蓋扁桃（こうがいへんとう）
- 口蓋咽頭弓（こうがいいんとうきゅう）
- 分界溝（ぶんかいこう）
- 口蓋舌弓（こうがいぜっきゅう）
- 舌盲孔（ぜつもうこう）
- 有郭乳頭（ゆうかくにゅうとう）
- 葉状乳頭（ようじょうにゅうとう）
- 舌正中溝（ぜつせいちゅうこう）
- 舌縁（ぜつえん）
- 茸状乳頭（じじょうにゅうとう）
- 舌尖（ぜっせん）
- 舌根（ぜっこん）
- 舌体（ぜったい）

図10　舌下面（ぜっかめん）

主なラベル:
- 舌尖（ぜっせん）
- 采状ヒダ（さいじょうヒダ）
- 舌小帯（ぜつしょうたい）
- 舌神経（ぜつしんけい）
- 舌下ヒダ（ぜっか）
- 顎下腺管（がっかせんかん）
- 舌下小丘（ぜっかしょうきゅう）
- 大舌下腺（だいぜっかせん）

表4　舌乳頭の種類（図11）

種類	存在部位	角化	形態的特徴
糸状乳頭（図11a）	舌背全面，最も多い	○	鋸歯状の突起で，角化して白くみえる．
茸状乳頭（図11a）	舌尖から舌縁に多く，全面に散在	×	キノコ状の突起で，上皮が薄く，赤くみえる．上面に1～3個の味蕾あり．
有郭乳頭（図11b）	分界溝直前を逆V字形に8－15個並ぶ	×	丸い台状の突起，周囲に溝（乳頭溝）とドーナツ状の高まり（乳頭郭）をもつ．側面とその対面に多数の味蕾．
葉状乳頭（図11b）	舌縁後端，10～15個	×	上下に走るうね状の突起．側面に多数の味蕾

＊茸状乳頭の味蕾は小児に比較的よく認められ，成人になると減少していく．
　（タバコなどの刺激に対し，極端に減少する，要注意！）

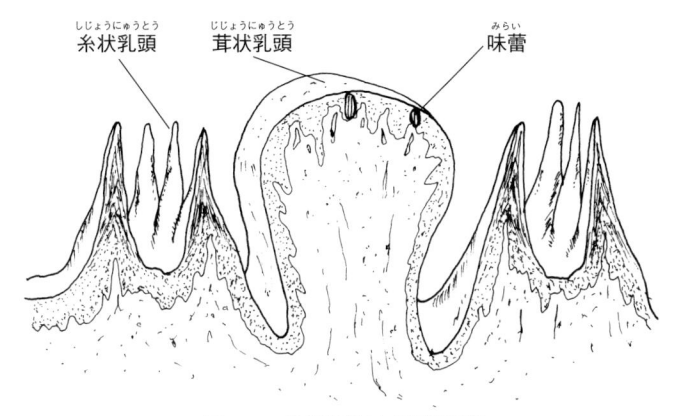

図11a　糸状乳頭と茸状乳頭

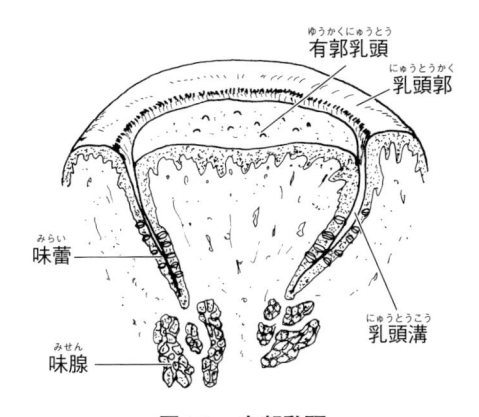

図11b　有郭乳頭

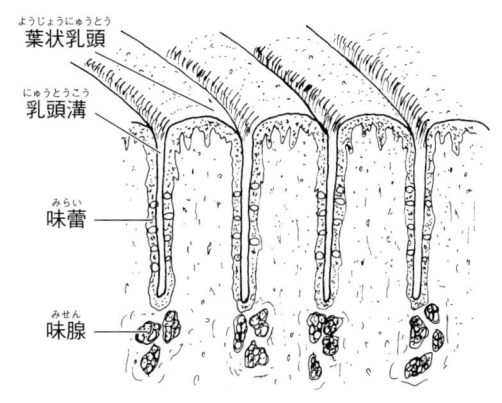

図11c　葉状乳頭

がここに開口する（舌下小丘に対面する下顎切歯舌側面に歯石が沈着しやすい）．そのほか舌下面で，舌根から舌尖に向かう鋸歯状のヒダ，采状ヒダがみられ，口（腔）底粘膜の境界には舌下ヒダがあり，この中に小舌下腺が存在し，小舌下腺管が多数開口している．

舌背粘膜のザラザラを形成している小突起を舌乳頭といい，4種類あり**表4**のような特徴を有する．

> 舌乳頭も歯と同様に食性や生棲場所によって，多種多様な形態を示す．その中で，ヒトの舌乳頭は複雑な形態を示すが，それが進化の程度を示すものではない．ネコの舌は極端にザラザラしているが，これは糸状乳頭が巨大化して円錐乳頭と呼ばれる．
> 舌の発生と神経支配に関しては，よくテストに出題されるので要注意!!（**表5**）．

表5　舌の発生と神経支配

	発生由来	感覚（神経）	味覚（神経）	運動神経
舌　体	第1鰓弓（咽頭弓）	舌神経（V3）	鼓索神経（Ⅶ）	舌下神経（ⅩⅡ）
舌　根	第3鰓弓（咽頭弓）	舌咽神経（Ⅸ）	舌咽神経（Ⅸ）	
舌根の基部	第4鰓弓（咽頭弓）	迷走神経（Ⅹ）	迷走神経（Ⅹ）	

味蕾（味覚器）：上皮層内に存在し，直径40～80μmで，支持細胞と味細胞の2種類の細長い細胞から出来ている．一端は小孔（味孔）として粘膜表面に開いている．味（刺激物）質を検知した後は，味細胞の表面を乳頭溝の直下にある味腺（Ebner腺：純漿液腺）の分泌物が味質を洗い流し，新たな味覚をもつようになる．

味覚（図12）：甘さは舌の先端（舌尖部）で，苦味は舌体後方，酸味は舌縁で，塩味は舌尖から舌縁で最も感じる．私達が感じている食物の味は，これらの味覚と，他に温度や舌ざわり，視覚，嗅覚などの感覚を総合したもの．

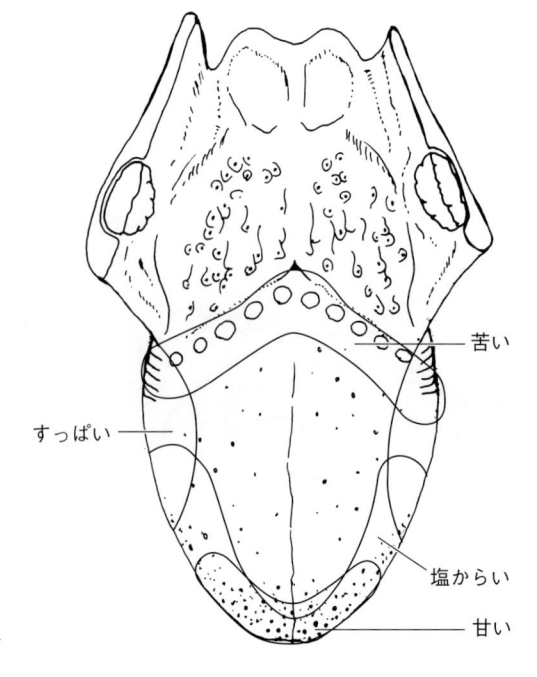

図12　舌の味覚領域

8 口腔腺（唾液腺）（図13）

　口腔腺は3種類の独立して，別の部位にある大口腔腺と，各口腔粘膜下に散在性にある小口腔腺に分類される．これらの腺から分泌される唾液は，①口腔内を潤し，②食物の咀嚼を潤滑にし，③炭水化物の消化・分解すると共に④口腔内や歯の殺菌にも役立っている．また各口腔腺は産生する唾液の種類によって純漿液性，純粘液性，混合性（漿粘液性）に分けられるが，混合性が多い．大口腔腺には耳下腺，顎下腺，舌下腺の3種類があり，それぞれ固有の分泌導管を有する．

　大口腔腺（表7）の産生する唾液の性状は，各口腔腺によって異なり，また分泌量も異なる．1日の分泌量は約1,000mlで，刺激時の分泌量は安静時の10～100倍に達し，分泌量が多くなると組成は細胞外液に近づいて来る．

　唾液の成分はpH6.4～7.0でほぼ中性．99.5%が水，他プチアリン（α-アミラーゼ：消化作用），ムチン（粘膜保護作用），リゾチーム（抗菌作用），パロチン（内分泌作用：耳下腺，顎下腺）などを含む．

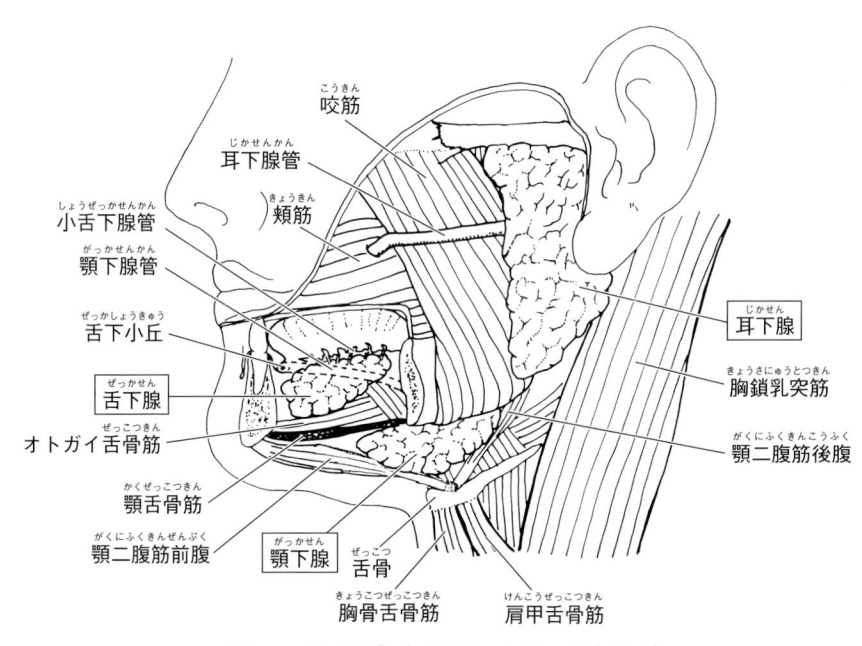

図13　大口腔腺（下顎骨の左側一部を除去）

表6 口腔腺（唾液腺）の漿液細胞と粘液細胞の特徴（図14参照）

種類	組織学的特徴	性状
漿液細胞	球状の核は細胞の中央．細胞質は好酸性の分泌顆粒が多く，よく染まる（暗い）．	水分，アミラーゼ，ミネラル
粘液細胞	扁平な核は基底側．細胞質はH－Eに染まりにくい（明るい）．	ムチン顆粒
混合腺（漿粘液腺）	粘液腺体に漿液腺体の一部が着いている．漿液半月．	

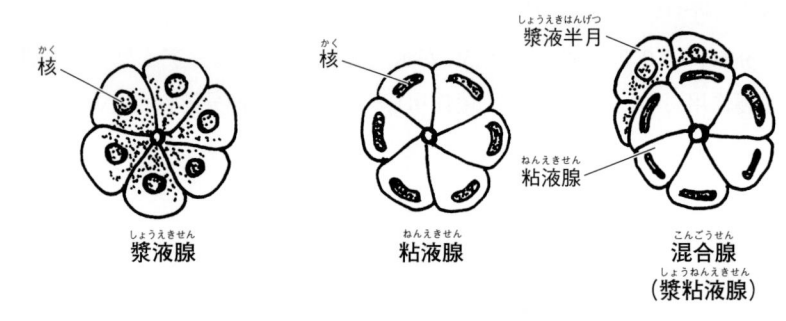

図14 漿液腺，粘液腺，混合腺

表7 大口腔腺

	耳下腺（図15a）	顎下腺	舌下腺（図15b）
発生由来	外胚葉 胎生6週 （原始口腔上皮）	内胚葉 胎生6-7週 （前腸上皮）	内胚葉 胎生8週 （前腸上皮）
存在部位	耳介前下方で， 下顎枝の内・外面	顎下三角 顎舌骨筋の前下方	下顎体内面の舌下腺窩
分泌導管	耳下腺管 （Stensen管）	顎下腺管 （Wharton管）	大舌下腺管（Bartholin管） 小舌下腺管（Rivinus管）
開口部位	耳下腺乳頭 （口腔前庭）	舌下小丘 （固有口腔）	舌下小丘（大舌下腺） 舌下ヒダ（小舌下腺） （固有口腔）
唾液の性状	純漿液性	混合性（漿粘液性） （漿液性＞粘液性）	混合性（漿粘液性） （漿液性＜粘液性）
安静時分泌量	23%	70%（最も多い）	5%（少ない）
刺激時分泌量	33%	62%（最も多い）	3%（少ない）

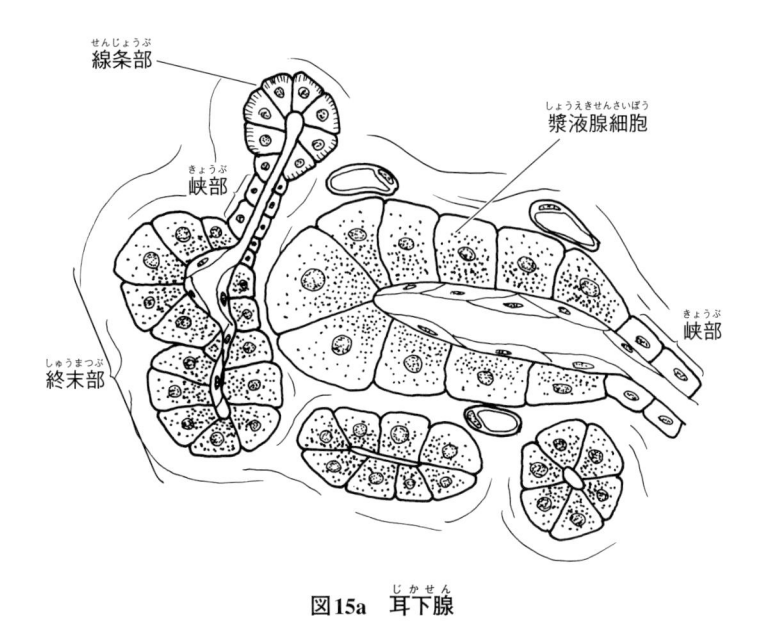

図15a　耳下腺(じかせん)

- 線条部(せんじょうぶ)
- 峡部(きょうぶ)
- 終末部(しゅうまつぶ)
- 漿液腺細胞(しょうえきせんさいぼう)
- 峡部(きょうぶ)

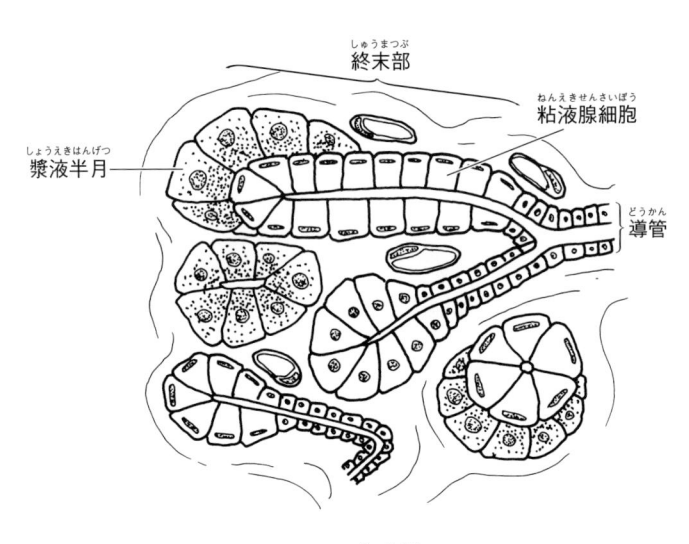

図15b　舌下腺(ぜっかせん)

- 終末部(しゅうまつぶ)
- 粘液腺細胞(ねんえきせんさいぼう)
- 漿液半月(しょうえきはんげつ)
- 導管(どうかん)

小口腔腺（表8）は外胚葉の原始口腔上皮由来．胎生12週頃に発生し，大口腔腺よりも遅い（唾液の分泌量は全唾液の10％以下で，一部の例外を除いて全体的に粘液性が優性な混合腺）．

表8　小口腔腺の種類

種　　　類	性　状	存　在　場　所
口　唇　腺	混合腺	口唇粘膜中．唇を上下の歯で噛んで，舌の先でゴツゴツ（口唇腺）を感じる
頬　　　腺	混合腺	頬粘膜中．口唇腺の後方への続き
臼　歯　腺	混合腺	頬粘膜後方．耳下腺乳頭周囲に開口
口　蓋　腺	粘液腺	硬口蓋後方から軟口蓋にある（舌下腺とほぼ同じ大きさ）
舌　　　腺　　前舌腺　　（Blandin－Nuhn腺）	混合腺	舌尖の下面に1対
後舌腺	粘液腺	舌縁後部と舌根
味　腺（Ebner腺）	漿液腺	有郭乳頭，葉状乳頭の乳頭溝直下．味蕾の洗浄（洗腺）

唾液の分泌をコントロールする神経は自律神経で，副交感神経と交感神経の二重神経支配（double innervation）を受ける．副交感神経刺激時では漿液性唾液が多量に分泌，交感神経刺激時では粘液性唾液を少量でアミラーゼ（α-amylase）を分泌．

◎ **唾液分泌機構**（図16）

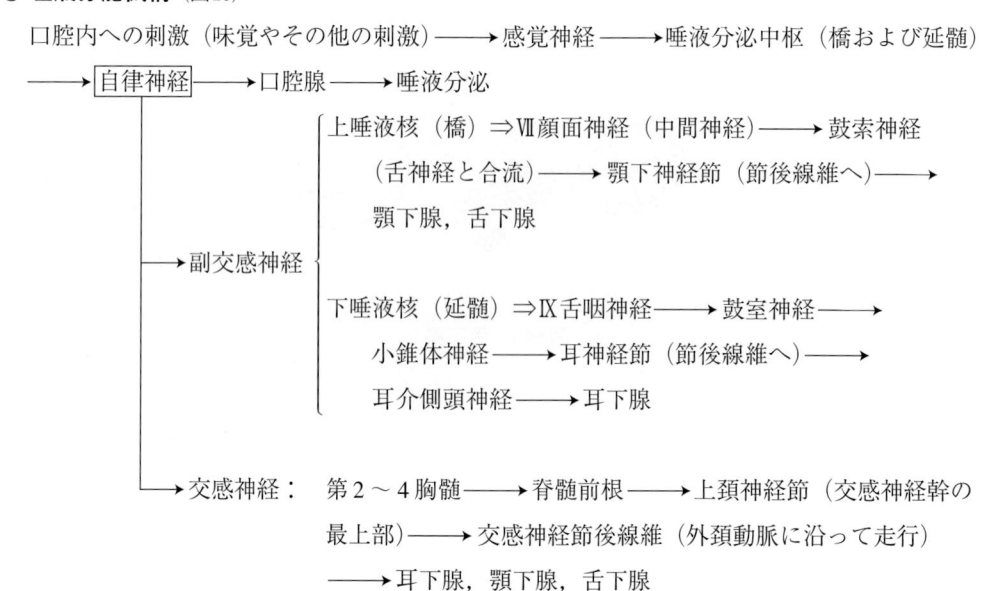

```
口腔内への刺激（味覚やその他の刺激）──→感覚神経──→唾液分泌中枢（橋および延髄）
──→自律神経──→口腔腺──→唾液分泌
                    ┌ 上唾液核（橋）⇒Ⅶ顔面神経（中間神経）──→鼓索神経
                    │   （舌神経と合流）──→顎下神経節（節後線維へ）──→
                    │   顎下腺，舌下腺
        ──→副交感神経
                    │ 下唾液核（延髄）⇒Ⅸ舌咽神経──→鼓室神経──→
                    │   小錐体神経──→耳神経節（節後線維へ）──→
                    └   耳介側頭神経──→耳下腺

        ──→交感神経： 第2～4胸髄──→脊髄前根──→上頚神経節（交感神経幹の
                    最上部）──→交感神経節後線維（外頚動脈に沿って走行）
                    ──→耳下腺，顎下腺，舌下腺
```

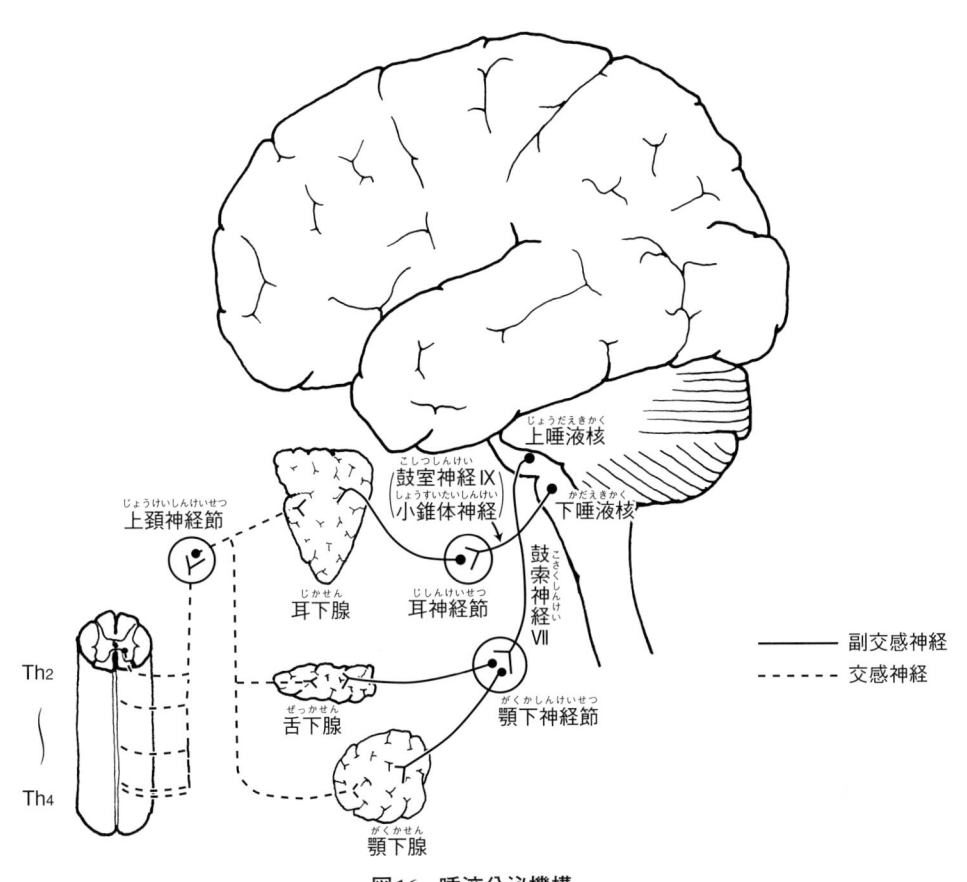

図16 唾液分泌機構

> 恐ろしい映画を見た後や緊張した時に，のどが渇くのは，交感神経が刺激されるからである．

　唾液分泌中枢には，口腔以外にも大脳皮質に伝えられた情報も入って来る．おいしいものを想像したり，見たりしただけで，唾液が出るのはこのためである．口の中に入った食物の乾燥度や味の良し悪しでも，分泌量や成分が変わる（図17）．

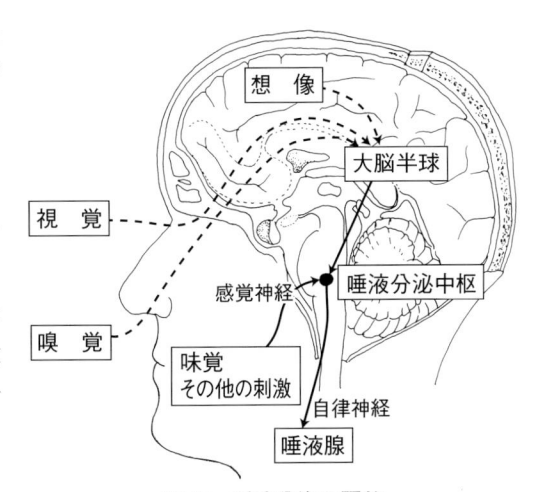

図17 唾液分泌の調整

2. 口腔の機能

　口腔は消化機能，感覚機能，発声機能そして補助的に呼吸機能として，それぞれ異なる4種類の機能を同時に果たしている．その中で最も重要な消化機能としては，咀嚼運動，嚥下運動があり，それらに関連した動作として嘔吐がある．

1 消化機能
A．咀嚼運動
　　咀嚼運動は顎関節における関節の運動で，意識的に行うことができる随意運動（開口運動，閉口運動）であるが，咀嚼リズムの形成や食物に応じた調整などは顎反射（開口反射と閉口反射）によって無意識のうちに行われている．その意義は①嚥下の円滑化，②消化

表9　咀嚼筋（図18）

種　類	起始と停止	作　用
咬　筋	頬骨弓 → 下顎骨　咬筋粗面	下顎骨の挙上（咬み合わせる）
側頭筋	側頭骨鱗部／側頭筋膜 → 下顎骨　筋突起	下顎骨の挙上（咬み合わせる）／後部は下顎骨を後方に引く
外側翼突筋	側頭下窩／翼状突起外側板／（蝶形骨） → 下顎骨　翼突筋窩	両側：下顎骨を前方へ引く（関節円板も前方へ）／片側：反対側に回旋
内側翼突筋	翼突窩(蝶形骨)／翼状突起外側板／上顎結節 → 下顎骨　翼突筋粗面	下顎骨の挙上（咬み合わせる）

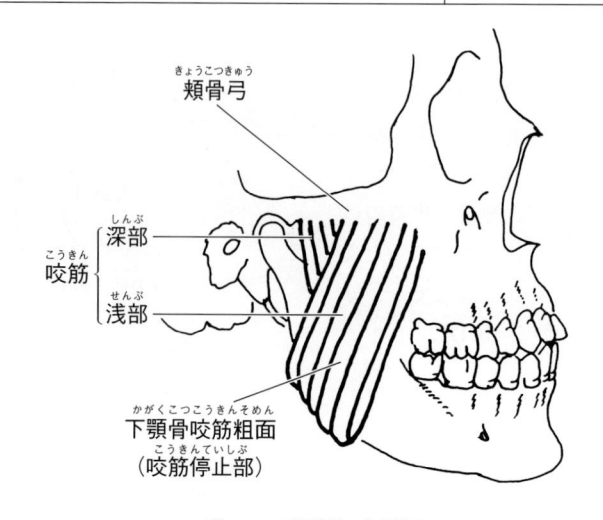

図18a　咀嚼筋（咬筋）

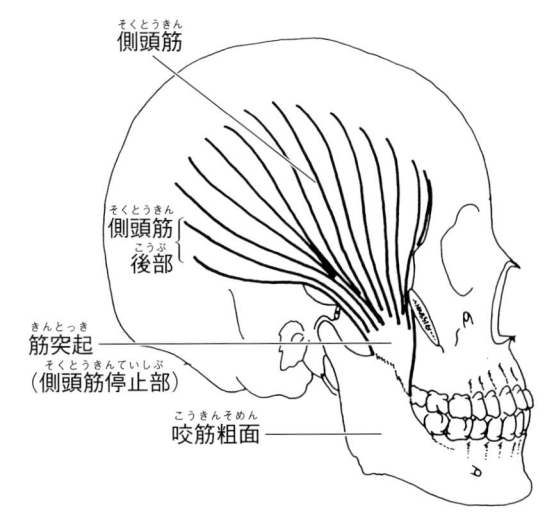

図18b　咀嚼筋（側頭筋）（頬骨弓を除去）

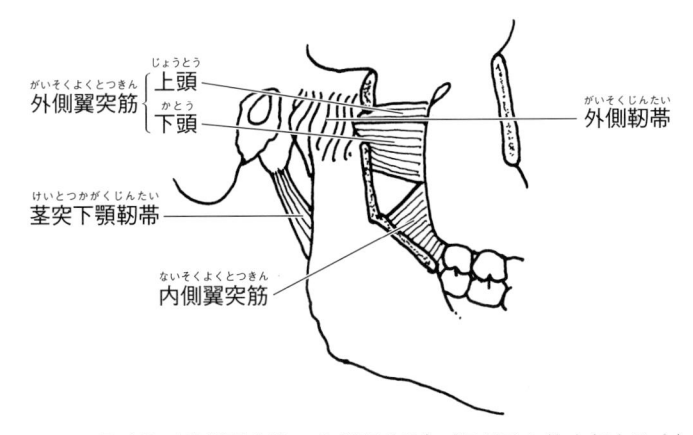

図18c　咀嚼筋（外側翼突筋・内側翼突筋）（頬骨弓と筋突起を除去）

吸収の促進，③消化液の分泌促進，④口腔内の物理的清掃，⑤口腔関連組織の発音促進などがある．

　咀嚼運動に関与する筋群として咀嚼筋，舌骨上筋群と舌骨下筋群がある．

　咀嚼筋（図18）は咬筋，側頭筋，外側翼突筋，内側翼突筋の4つの筋で構成され，頭蓋骨から起始し，下顎骨に停止する，左右対称で強大な筋群である．これらの筋群は，三叉神経第3枝（V₃）の下顎神経の支配を受けて，外側翼突筋を除いて，閉口運動に関与している．

　舌骨上筋群と舌骨下筋群（表10, 図19）は前頸部にある筋群で，胸骨と下顎骨を結ぶもの．
　舌骨から上方の筋群を舌骨上筋群（4つ），下方の筋群を舌骨下筋群（4つ）といい，この両筋群と外側翼突筋が収縮すると開口運動が起こる．

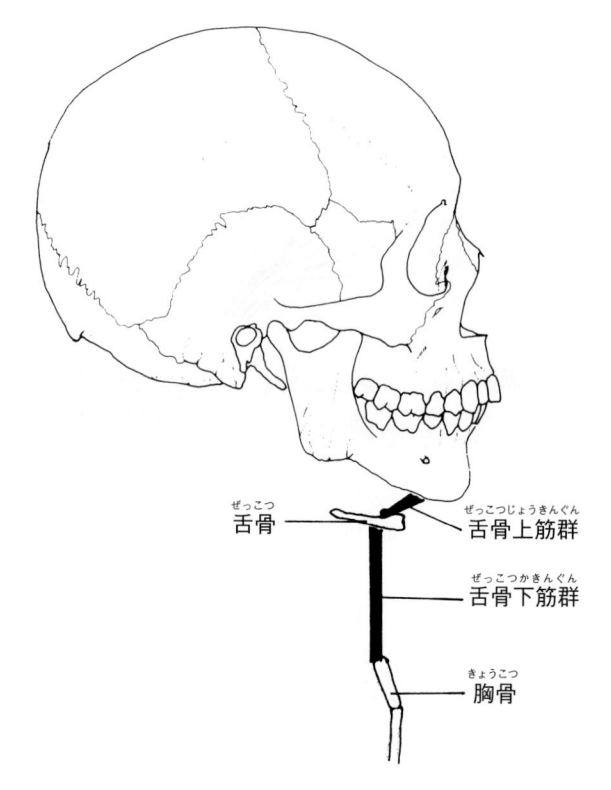

図19 舌骨上筋群と舌骨下筋群

表10 舌骨上筋群と舌骨下筋群

舌骨上筋群		支配神経
顎二腹筋	前腹	下顎神経の顎舌骨筋神経
	後腹	顔面神経の顎二腹筋神経
顎舌骨筋		下顎神経の顎舌骨筋神経
茎突舌骨筋		顔面神経
オトガイ舌骨筋		舌下神経

舌骨下筋群	支配神経
胸骨舌骨筋	全て頚神経ワナ($C_1 \sim C_3$)
肩甲舌骨筋（上腹，下腹）	
胸骨甲状筋	
甲状舌骨筋	

＊顎二腹筋の前腹は第1鰓弓由来で，後腹は第2鰓弓由来．よって支配神経が異なる事に注意！

咀嚼パターン：
　咀嚼運動は動物種の食性により，それぞれ特有のパターンを示す．食肉目（肉食動物）では上・下方向の顎運動のみによって食物（肉）を咬み切るが，臼磨運動はしない．偶蹄目や奇蹄目などの草食動物は側方運動を主体とした臼磨運動によって，食物を細かくする．ヒトの場合は，この両者が複合した，複雑な咀嚼パターンを示すことが特徴．

咬合圧：
　咀嚼によって，歯の咬合面に加わる力をいう．その大きさは口腔内の状態によって大きく変化する．咬合圧は，健全な歯列弓を持つ成人で，第一大臼歯が最大で20～30kg，側切歯が最小9～11kgである．男性は女性よりも咬合圧は大きい．発育と共に咬合圧は大きくなり，加齢と共に減少して行く．総義歯の場合は，健全な成人の1/3～1/4しか咬合圧が発揮出来ない．

咀嚼能率：
　咀嚼によって食物を粉砕する能力をいう．測定方法は一定回数の咀嚼によって得られる食物の大きさを測定する方法．健全な人と総義歯の人とを比較すると1/4で，総義歯の人は4倍以上咀嚼回数を多くしなければならない．部分義歯でも同様に低下する．よって歯の状況に応じて噛まなければ，食物は小さくならないまま嚥下し，消化不良を引き起こす．

　咀嚼運動を無意識の内に調整している顎反射には開口反射と閉口反射がある．
　開口反射とは口腔内領域に対する侵害刺激により急激な開口運動が引き起こされる反射．たとえば御飯の中の小石を噛んでしまった時，歯や歯根膜などが損傷されないように開口する．咬合力の調整に役立つ．歯肉，歯根膜，口腔粘膜，硬口蓋前部，舌などの皮膚（粘膜）感覚受容器に関連する．
　代表的な閉口反射として下顎張反射と歯根膜咬筋反射がある．両反射は単シナプス性の反射である．下顎に機械的刺激を加えて，閉口筋群を急激に伸展させると，自己受容性の反射が生じて閉口する．下顎張反射は開口筋群の伸張反射に相当し，歯根膜咬筋反射は歯根膜に振動，または圧力を加えると咬筋が反射性に伸縮する．つまり下顎前歯を叩いたり，オトガイ部，下顎角部を叩くと起こり，咀嚼筋や舌などの深部感覚受容器と関連がある．

＊顎関節（temporomandibular joint：TMJ）（図20）

　側頭骨の下顎窩と下顎骨の下顎頭との間の楕円関節様で，頭蓋で唯一の可動連結である．（注：人体中，顎関節のように正中線をまたいで，左右の関節が連動している関節はみあたらない．）顎関節は線維性結合組織で出来た関節円板により関節腔は完全に上下に二分される（上関節腔と下関節腔）．
　関節円板前縁には外側翼突筋の上頭が停止し，関節円板を動かしている．関節円板は下顎頭と下顎窩の形態上の差を補正して，多軸運動を可能にする．よってその厚みは一定でなく，前部と後部は厚く（約2～3mm），中間部は薄い（約1mm）．また関節円板は顎関節への加重が大きい場合，力学的負担を緩衝する動きがある．関節円板の加齢的変化は薄い中間部に出現し，菲薄化や穿孔を招く．これは歯の喪失状態によって加速される．
　顎運動は下顎頭と関節円板との間および関節円板と下顎窩との間の2つの運動に分けることが出来る．前者は，左右の下顎頭の中心を結ぶ線を軸とする蝶番運動．後者は左右の関節結節を通ずる線を軸とする関節円板の回転滑走運動．以上の2者によって蝶番運動，

図20　顎関節

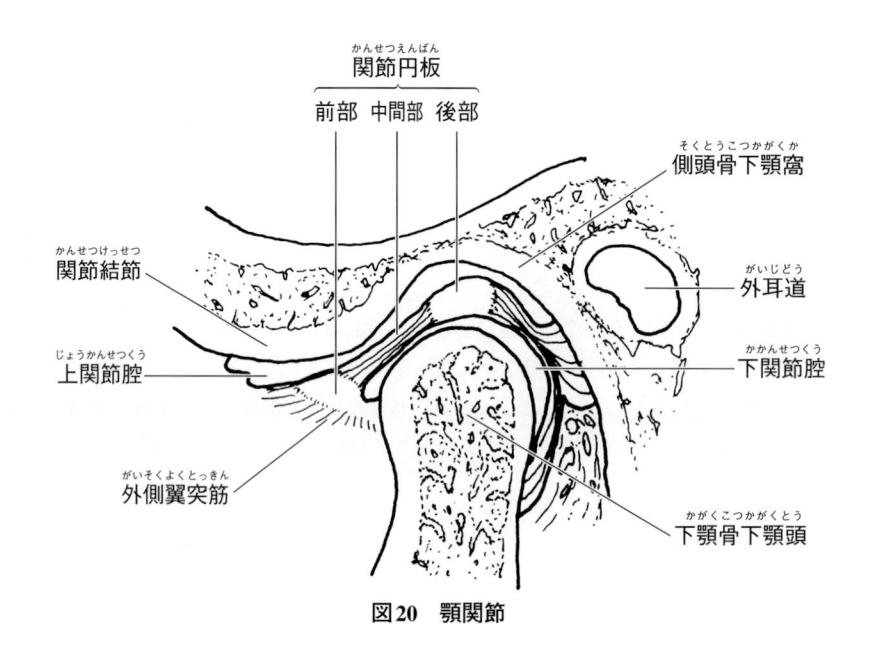

前方運動，側方・回旋運動を起こす多軸性の関節である．
1) 蝶番運動は下顎骨が引き下げられ（開口），また挙上する（閉口）運動で，関節円板と下顎頭の間の運動であるが，更に大きく口を開けると，関節円板が前方へスライドして関節結節にのる．
2) 前方運動は両側の外側翼突筋が収縮する事によって，下顎窩と関節円板の間で行われる運動．
3) 側方・回旋運動は片側の外側翼突筋が収縮すると，反対側の下顎頭を中心に下顎骨が反対側へ回旋する，下顎窩と関節円板の間の運動．

顎関節に付属する靱帯（図18c，21）
1) 外側靱帯（補強靱帯）：関節包の外面，側頭骨頬骨突起から下顎頭に付く．
2) 茎突下顎靱帯（補助靱帯）：側頭骨茎状突起から下顎角に付く．
3) 蝶下顎靱帯（補助靱帯）：蝶形骨棘から下顎小舌に付く．

B．嚥下運動（表11，図23）

口腔内の咀嚼によって形成された食塊が鼻腔や咽頭に入らず，咽頭から食道に来て，蠕動運動によって胃に運ばれる．この一連の消化運動を嚥下swallowingといい，参加筋群が序列的に絶妙に調整されることで，方向性のある圧力差を発生させる．

嚥下運動は第1期（口腔相），第2期（咽頭相），第3期（食道相）に分割され，特に第2期の咽頭相は非常に精巧に調整された運動である．これらの運動は延髄にある嚥下中枢により制御され，無意識の運動（嚥下反射）によるもので，一旦この反射が誘発されると，

図21 顎関節に付属する靱帯

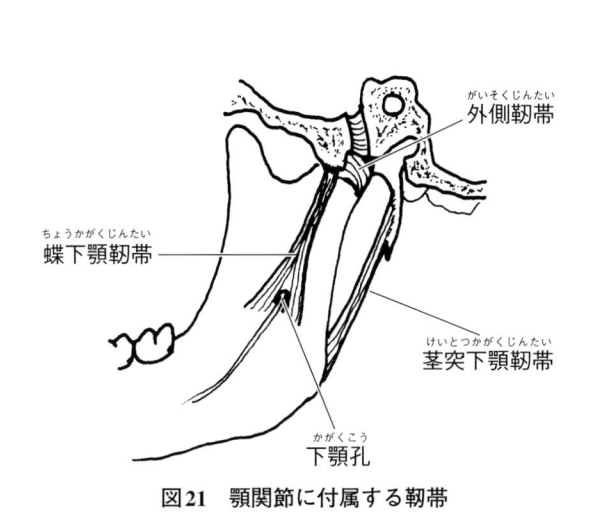

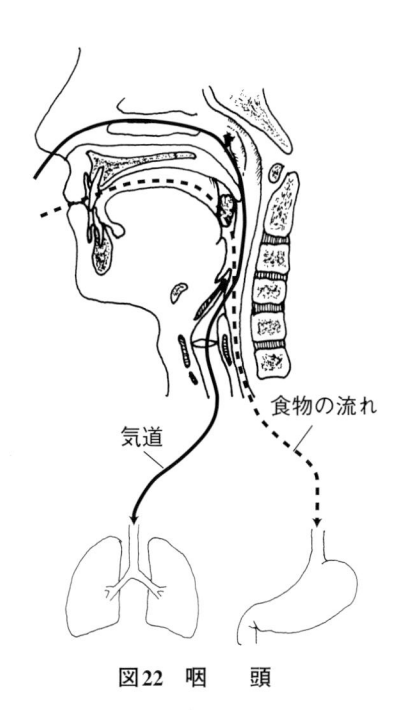

図22 咽　頭

一連の運動は随意的に止めることは不可能である．嚥下運動は覚醒中，睡眠中を問わず1日約600回，食事中は1時間に180回も行われている．

> **食道の生理的狭窄部位**
> 　食道は長さ約25cmの細い管で，造影剤を飲んでX線写真を撮ると3ヵ所で狭くなっている．①食道の入り口（輪状軟骨下縁），②気管分岐部（大動脈と左気管支との交叉），③横隔膜を貫通する部位．以上3ヵ所は食道癌の好発部位である．

嚥下運動に伴う生体反応として
　①呼吸運動の停止，②咀嚼運動の停止，③消化管の蠕動運動の亢進，④心拍数の減少が起こる．

> 　ヒトでは食物を嚥下する時，咽頭腔で気道と食物の流れが交叉するため（図22），呼吸運動が停止するが，イヌ，ネコなどでは喉頭が鼻腔の後方にまで上がっているため，食塊は喉頭の両側を通って食道に向かい，食べながら呼吸することが出来る（だから食事中うるさい）．ヒトでも新生児期は喉頭が1～2椎体上にあるため，母乳を飲みながら呼吸する事が出来る（泣いた後で，授乳すると文句（？）を言いながら飲んでいるのを日常的に体験する）．

> 嚥下運動は座っている位置でスムーズに行われる．寝た状態での嚥下は関連筋群が緊張しているため，円滑に作動せず，誤嚥する可能性が高くなる．よって食事介助を必要とする高齢者は，出来るだけ起こして，食事する事が重要である．

表11 嚥下運動

第1期　口腔相　咀嚼運動（随意的）	食塊の形成（咽頭へ）
	口唇の閉鎖
	上・下の歯の咬合
第2期　咽頭相（0.25〜0.5sec）	舌根の挙上
①咽頭腔と口腔の閉鎖	口峡の収縮
②咽頭腔と鼻腔の閉鎖	軟口蓋と口蓋垂の挙上
	咽頭後壁の前方への突出
③耳管咽頭口の閉鎖	口蓋帆挙筋の収縮
④咽頭腔と喉頭腔の閉鎖	舌根を後下方へ
	舌骨の挙上
	喉頭の前上方への挙上
	（喉頭蓋による閉鎖）
	声門を閉じる
⑤陰圧の発生	食道の入り口が開く
	舌骨・喉頭の挙上
⑥嚥下圧の発生	咽頭腔全体の収縮（食道へ）
第3期　食道相（1〜6sec）　蠕動運動	蠕動波の発生
	（無動力でも食事OK）
	噴門から胃へ

C．嘔　吐

嘔吐とは，全ての呼吸筋が同時に痙攣的収縮を起こし，胃の内容物が食道・口腔を経て強制的に排出される反射運動．しばしば悪心を伴う生体防御現象である．嘔吐中枢は延髄にある．

● 嘔吐動作

①呼吸が速く，大きくなって，頻度も増加．
②呼吸運動の停止．
③全ての呼吸筋と腹壁の筋が激しく活動．
④胃の内容物が腹圧によって食道と胃を往復．
⑤1〜1.5秒周期で，数回以上反復．

●嘔吐に伴う生体反応
　①声門の閉鎖：胸膜と腹膜の内圧の上昇を増強．吐物の誤嚥防止．
　②著明な徐脈：迷走神経中枢の興奮．
　③胃体部は弛緩し，幽門部と十二指腸で蠕動運動の亢進．
　④唾液の分泌亢進，嚥下運動の反復と下顎の開閉運動．
　⑤身体の前屈，四肢の屈曲，悪心．
　⑥毛細血管収縮：顔面蒼白，冷汗．
●嘔吐の原因
　①腹腔内臓器官への刺激：腐敗した食物，有毒物質，濃厚な食塩水，ガスなどによる機械的刺激．炎症や潰瘍による内臓感覚神経の刺激．
　②平衡器官（三半規管）への急激な加速度変化：船酔いや乗物酔い．精神的緊張．
　③化学物質による中枢神経への刺激：アポモルフィン，モルフィン，ジギタリスなど．（"つわり"の時の嘔吐反応は有毒物質？）
　④精神的刺激：不快なものの目撃や連想　強い光や，大きな音，イヤな臭いの長時間作用．
　⑤脳圧亢進：外傷や脳卒中．
　⑥高山病，換気不良，過量飲酒，高熱，など．

2 感覚機能

　口腔には味覚・皮膚（粘膜）感覚・深部感覚の3種類の感覚がある．皮膚（粘膜）感覚は口腔粘膜中にあり，触覚，圧覚，温覚，冷覚，痛覚の5つの感覚をもつ（歯は痛覚のみ）．深部感覚は筋（咀嚼筋・舌筋）・関節（顎関節）・歯根膜に存在し，顎位や口腔内での歯と舌の位置感覚をつかさどる．

　皮膚（粘膜）感覚は特に口腔前方部で優れている．これは口腔内に取り込んだ物質がどのようなものか（同定）認知し，異物や危険物を体内に侵入させない為の生体防御機構の1つ．（口の中に髪の毛1本でも入ると気持ち悪い）

3 発声機能

　歯・口唇・舌・口蓋などは音を作る，いわゆる構音に非常に重要な役割をしている．例えば口腔内に痛みや，形態異常（兎唇，顎裂などの奇型）があると発音不明瞭となり，構音障害が起こる．また不適合な補綴物（総義歯など）を入れた場合も同様に構音障害が生じる．

> **メモ　構音訓練**
> 　「パピプペポ」は口唇の運動，「タチツテト」は舌の運動，「ガギグゲゴ」は咽頭の運動を訓練し，それぞれの老化をも防ぐ訓練である．

3. 歯と口腔諸組織の発育と老化

　口腔は他の組織同様に成長発育の変化と加齢による老化がみられる．成長発育の過程は歯の萌出からみると無歯期，乳歯萌出期，乳歯列期，混合歯列期，永久歯列期があり，上下顎の咬合が誘導され，咬合高径を決定する．これは顔面頭蓋の形態，特に上下顎の形態を左右する重要なものである．また上顎骨と下顎骨の成長方向と成長量は顔面頭蓋の成長を決定する重要な要素である．

　上顎骨の発育は脳頭蓋との関係が深く，各縫合部において骨の添加と吸収が起こり前下方へ発育して行く．

　下顎骨の成長量は歯の咬合関係に影響を受け易く，小さい場合の上顎前突，大きい場合は下顎前突となり，成長方向は前下方へと伸びる．下顎骨の形態は年齢による差が著しく，乳児では歯槽部が発達していないので下顎体が低く，次に成長により高さを増すが，老化により歯が脱落すると歯槽壁は吸収され，下顎体の高さは減少する（オトガイ孔が歯槽の上縁にまで達する場合もある ―― 義歯床縁決定に重要）．この変化に伴って下顎角（下顎枝後縁と下顎底が作る角度，図23）の角度も変わる．乳幼児では約140°であるが，成人では約120°を示し，老人では再び大きく，130～140°となる．その他，言語の発達や摂食機能の発達，つまり離乳期の咀嚼の確立と食性による刺激などが，顎骨の発育に大きな影響を与える．

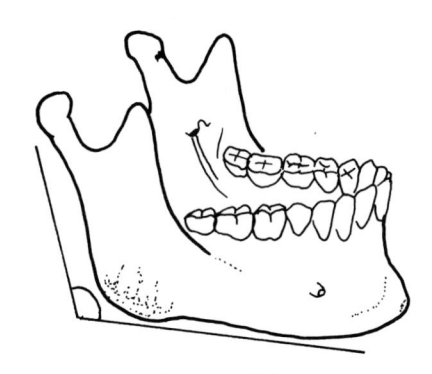

図23　下顎角

　"老化"は生理的現象として，歯や口腔諸組織においてもあらわれる．

　歯の硬組織は石灰化が進み，物質の透過性が低下し，歯に対する種々の刺激を遮断する．咬耗や磨耗によりエナメル質が消失し，象牙質が露出する．歯髄腔は第2象牙質の形成により，腔が狭くなり，石灰化変性などがみられ，刺激に対する感受性が低下する．

　歯周組織では萎縮・退縮が起こり，歯周疾患により歯の動揺・脱落を引き起こして，咬合圧・咀嚼能率の低下，顎骨の吸収の促進がみられる．その他唾液分泌能力の低下と口腔周囲諸筋の緊張力の低下がみられる．

　このような生理的老化現象が正常の限度を越えると病的であるが，慢性疾患を併発している場合は更に加速される．

　歯の喪失，そのものは生命に直接関係しないが，出来るだけ早く機能を回復する事は，老化現象を抑制する効果が十分にある．

表12　成長の目安

	出生時	4ヵ月	1年	3年	5年	7年	10年	15年
体重	♂3,200g ♀3,100g	出生時の2倍	3倍	4倍	5倍	7倍	10倍	16倍
身長	50cm		1.5倍		2倍		2.5倍	3倍

出生時：頭囲＞胸囲，1歳：頭囲＝胸囲

出生時：頭長：身長＝1：4　　脳頭蓋：顔面頭蓋＝8：1

　脳頭蓋の発育は神経型の発育パターン（新生児期から学童期にかけて急速に発育：7歳で90％発育）．

　顔面頭蓋の発育は一般型の発育パターン（新生児期と思春期に成長スパート）．

索　引

英・数

4疾病5事業	115
anticipatory stage	142
BDR指標	38
CDC（Centers for Disease Control and Prevention）	64
DPC（diagnosis procedure combination）	109
esophageal stage	145
ICT（infection control team）	52
ICU	62
ICUスタンダード	65
infection control team（ICT）	52
lingual stage	143
MWST（modified water swallowing test）	149
NST	108
Nsスタンダード	65
OAG（oral assessment guide）	128, 131
pharyngeal stage	144
PMTC（専門的機械的歯面清掃）	32, 46
preparatory stage	142
PTC	37
RSST（repetitive saliva swallowing test）	148
temporomandibular joint（TMJ）	181
VAP（ventilator-associated pneumonia）	64

あ行

悪性黒色腫	16
アマルガム充填	20
意識障害	75
糸ようじ	31
医療制度改革	115
咽頭期	144
インプラント	24
インプラント義歯	24
インレー	20
う蝕	2
栄養サポートチーム	109
エプーリス	14
遠隔医療ネットワーク	124
嚥下・NSTパス	121
嚥下運動	182
嚥下障害	99
エンゼルケア	106, 135
嘔吐	184
嘔吐動作	184
オーバーブラッシング	30
オーラルマネジメント	3

か行

開口障害	91
介護予防	96
介助みがき	85
外側翼突筋	179
改訂水飲みテスト	149
化学療法を受ける患者	42
かかりつけ歯科医	120, 125, 126
香川シームレスケア研究会	119, 122
顎関節	181
顎補綴	151
架工義歯	22
顎下腺	174
可撤性義歯	22
かぶせ	21
冠	21
感覚機能	185
カンジダ症	13
含嗽	32
寒冷マッサージ	90
気管挿管患者	64
義歯	35
義歯性線維腫	14
器質的口腔ケア	3
器質的摂食・嚥下障害	146
義歯の着脱	93
機能的口腔ケア	3
機能的摂食・嚥下障害	146
頬	162
クラウン	21
クラスプ	23
クリティカルパス	118
ケアプラン	71
ケアマネジャー	121, 123, 125
欠損補綴	22
構音訓練	185
口蓋	162
口蓋筋	163
口蓋扁桃	165
後期高齢者在宅療養口腔機能管理料	122
口峡	165
咬筋	178
口腔	25, 161

口腔乾燥	77, 100	歯間ブラシ	31	総入れ歯	23
口腔管理	117	歯冠補綴	21	総義歯	23
口腔期	143	歯周膿瘍	13	咀嚼運動	178
口腔機能向上	100	糸状乳頭	171	咀嚼筋	178
口腔機能リハビリテーション	117	茸状乳頭	171	咀嚼能率	181
口腔ケア	2	歯石除去	32	**た 行**	
口腔ケアセンター	52	歯槽膿瘍	13	退院時共同指導料	122
口腔ケアのチェーン	111	舌ブラッシング	31	帯冠金属冠	21
口腔ケアプラン	74	歯肉増殖	14	大口腔腺	174
口腔準備期	142	充填処置	19	第五次保健医療計画	116
口腔腺	173	終末期	135	唾液腺	173
口腔前庭	161	術前口腔ケアチャート	56	唾液腺マッサージ	90
口腔底	164	漿液腺	174	唾液分泌機構	176
口腔の情報	120	消化機能	178	地域医療連携	116
咬合圧	181	小口腔腺	176	地域完結型医療	115
硬口蓋	162	漿粘液腺	174	地域包括支援センター	97
口唇	162	食道期	145	地域連携クリティカルパス	118, 121
口底	164	人工呼吸器関連肺炎	64	地域連携診療計画管理料	119
口内炎	15	人工歯根	24	地域連携診療計画退院時指導料	119
誤嚥性肺炎	2, 109, 154, 160	人口唾液	90		
誤嚥性肺炎の予防	27	震災関連死	155	チーム医療	112
黒毛舌	16	スクリーニング	147	チェーン型連携	111
骨隆起	14	スポンジブラシ	31	デンタルインプラント	24
固有口腔	161	舌	169	デンタルプラーク	33
混合腺	174	舌下腺	174	デンタルフロス	30
さ 行		舌下面	170	糖尿病	110
		舌筋	169	糖尿病患者	49
在口管	123	舌骨下筋群	180	糖尿病の医療体制	117
在宅パス	121	舌骨上筋群	180	**な 行**	
在宅療養支援歯科診療所	122	摂食・嚥下運動	142		
在宅連携パス	119	舌接触補助床	151	内側翼突筋	179
さしば	21	舌苔	88	軟口蓋	163
シームレス	118	舌乳頭	171	肉腫	18
シームレスケア	119	舌背	170	乳頭腫	12
歯科在宅パス	121	セラミッククラウン	21	認知期	142
耳下腺	174	セルフケア	37	認知症	80
歯科パス	125	線維腫	13	粘液腺	174
歯科モニタリング用紙	125	先行期	142	脳卒中患者	42
歯冠継続歯	21	前装クラウン	21		
歯冠修復	19	専門的の機械的歯面清掃（PMTC）	32, 46		
		専門的口腔ケア	3		

脳卒中の医療体制	117	病院完結型医療	115	**ま行**	
脳卒中連携パス	120	病期・病態別の口腔ケア	112	麻痺	76
		部分入れ歯	23	味覚障害	89
は行		部分床義歯	23	むし歯	2
		ブラッシング	29	メタルクラウン	21
歯	167	ブリッジ	22		
バイオフィルム	33, 37	フロッシング	30	**や・ら行**	
白板症	12	プロフェッショナルケア	37		
パスシート	123, 126	扁平上皮がん	17	有郭乳頭	171
発声機能	185	扁平苔癬	15	葉状乳頭	171
歯と口の機能と治療管理	123	訪問歯科診療	126	流涎	89
歯ブラシ	33	保健医療計画	115	リンパ咽頭輪	165
阪神・淡路大震災	155	保湿剤	45, 78	レジン充填	20
反復唾液嚥下テスト	148				
非上皮系悪性腫瘍	18				

一歩進んだ口腔ケア

2010年9月1日　第1版第1刷発行〈検印省略〉

編　　集	足立了平　ADACHI, Ryohei
発 行 者	市井輝和
発 行 所	株式会社金芳堂
	〒606-8425 京都市左京区鹿ケ谷西寺ノ前町34番地
	振替　01030-1-15605
	電話　075-751-1111（代）
	http://www.kinpodo-pub.co.jp
組　　版	デジテックジャパン株式会社
印　　刷	共同印刷工業株式会社
製　　本	新日本製本株式会社

© 足立了平, 金芳堂, 2010
落丁・乱丁本は直接小社へお送りください．お取替え致します．

Printed in Japan
ISBN978-4-7653-1448-0

JCOPY ＜(社)出版者著作権管理機構　委託出版物＞

本書の無断複写は著作権法上での例外を除き禁じられています．複写される場合は，その都度事前に，(社)出版者著作権管理機構（電話 03-3513-6969，FAX 03-3513-6979, e-mail: info@jcopy.or.jp）の許諾を得てください．